Triagem e Consulta ao Telefone

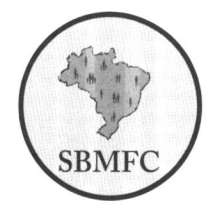

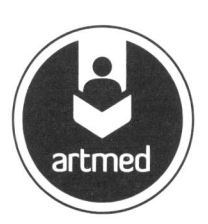

A Artmed é a editora oficial da Sociedade Brasileira de Medicina de Família e Comunidade

DIRETORIA DA SBMFC (2016-2018)

Presidente	Thiago Gomes da Trindade
Vice-presidente	Paulo Poli Neto
Secretário Geral	Daniel Knup
Diretora Administrativo e Financeiro	Samantha França
Diretor de Comunicação	Rodrigo Bandeira de Lima
Diretor de Titulação e Certificação	Nulvio Lermen Junior
Diretora de Exercício Profissional e Mercado de Trabalho	Denize Ornelas
Diretor de Medicina Rural	Magda Moura de Almeida
Diretor de Residência e Especialização	André Luiz da Silva
Departamento de Residência	André Andrade Justino
Departamento de Especialização	Patrícia Chueri
Diretora Residente	Laís Melo
Diretor Residente	José Carlos Arrojo
Diretor de Graduação e Pós-graduação *Stricto Sensu*	Marcelo Rodrigues Gonçalves
Departamento de Graduação	Olivan Queiroz
Departamento de Pós-graduação *Stricto Sensu*	Maria Eugênia Bresolin Pinto
Diretor Científico e de Desenvolvimento Profissional Contínuo	Giuliano Dimarzio
Departamento de Educação Permanente	Martim Elviro
Departamento de Publicação	Gustavo Gusso
Departamento de Pesquisa	Sandro Batista

Sobre a autora

Sally-Anne Pygall dirige a única companhia do Reino Unido especializada em treinamento e serviços de consultoria em triagens e consultas ao telefone para clínicos e em habilidades telefônicas para não médicos. Como enfermeira com décadas de experiência em cuidados de saúde por telefone, Sally-Anne é grande defensora da triagem telefônica, tendo trabalhado no National Health Service (NHS), no setor privado e em organizações sociais. Ela adquiriu muita experiência e conhecimento em cuidados de saúde por telefone oferecendo treinamentos em habilidades ao telefone para o Royal College of General Practitioners (RCGP), grupos de comissionamento clínico, universidades, programas de treinamento vocacional e provedores de serviços de plantão telefônico, além de oferecer serviços como testemunha.

Sua principal área de treinamento, contudo, é a clínica geral. O cuidado de saúde por telefone traz um risco considerável para todos os envolvidos, e Sally-Anne compreende melhor do que a maioria das pessoas o quanto há de despreparo entre muitos clínicos ligados a essa área especializada. Sua paixão por triagem e consulta ao telefone e sua aspiração por ensinar os clínicos a realizarem a triagem de forma segura e efetiva são suas maiores motivações.

Sally-Anne fez mestrado em Prática Baseada em Evidências na York University e dirige sua empresa desde 2009. Casada, ela tem dois filhos e vive na região nordeste da Inglaterra.

Sally-Anne Pygall

Triagem e Consulta ao Telefone

Estamos Realmente Ouvindo?

Tradução:
André Garcia Islabão

Revisão técnica:
Matheus Pacheco de Andrade
Médico de família e comunidade. Especialista em Processos Educacionais em Saúde.
Gerente de Integração Assistencial na Secretaria Municipal de Saúde de Florianópolis.

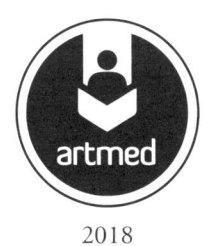

artmed

2018

Obra originalmente publicada sob o título
Telephone triage and consultation: are we really listening?, 1st Edition
ISBN 9780850844269

Copyright © 2017, Royal College of General Practitioners.

This translated edition of Telephone Triage and Consultation is published by arrangement with the Royal College of General Practitioners (United Kingdom).

Gerente editorial: *Letícia Bispo de Lima*

Colaboraram nesta edição:

Preparação de original: *Heloísa Stefan*

Leitura final: *Sandro W. Andretta*

Capa: *Márcio Monticelli*

Imagem da capa: *©shutterstock.com / Kaspars Grinvalds, Mother calling doctor and looking at thermometer*

Projeto gráfico e editoração: *Techbooks*

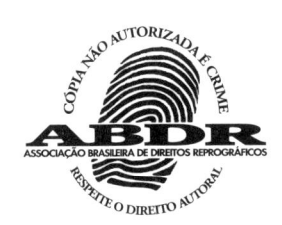

P995t Pygall, Sally-Anne.
　　　　Triagem e consulta ao telefone: estamos realmente ouvindo? / Sally-Anne Pygall ; tradução: André Garcia Islabão ; revisão técnica: Matheus Pacheco de Andrade. – Porto Alegre : Artmed, 2018.
　　　　xiv, 160 p. il. ; 25 cm.

　　　　ISBN 978-85-8271-479-9

　　　　1. Anamnese. 2. Protocolos médicos. 3. Registros médicos. I. Título.

　　　　CDU 614.254

Catalogação na publicação: Karin Lorien Menoncin – CRB 10/2147

Reservados todos os direitos de publicação, em língua portuguesa, à
ARTMED EDITORA LTDA., uma empresa do GRUPO A EDUCAÇÃO S.A.
Av. Jerônimo de Ornelas, 670 – Santana
90040-340 Porto Alegre RS
Fone: (51) 3027-7000   Fax: (51) 3027-7070

Unidade São Paulo
Rua Doutor Cesário Mota Jr., 63 – Vila Buarque
01221-020 São Paulo SP
Fone: (11) 3221-9033

SAC 0800 703-3444 – www.grupoa.com.br

É proibida a duplicação ou reprodução deste volume, no todo ou em parte, sob quaisquer formas ou por quaisquer meios (eletrônico, mecânico, gravação, fotocópia, distribuição na Web e outros), sem permissão expressa da Editora.

IMPRESSO NO BRASIL
PRINTED IN BRAZIL

Agradecimentos

Gostaria de agradecer ao Royal College of General Practitioners (RCGP) por me dar a oportunidade de escrever este livro, que demorou vários anos para ficar pronto – ah, se eu soubesse disso! Foi um processo doloroso mas extremamente recompensador, que me fez questionar meus conhecimentos acerca de um assunto sobre o qual eu já sabia que era apaixonada – e agora ainda mais.

Porém, este livro não teria sido escrito se não fosse pela ajuda de várias pessoas. Primeiramente, agradeço a Gillian Nineham, a quem sou muitíssimo grata por me abordar e me convencer a escrevê-lo. Eu jamais teria tido coragem de fazê-lo se você não tivesse confiado em mim e me auxiliado. Obrigada.

Ao Dr. Andy Parsons e ao Dr. Himanshu Gupta: seu incentivo, honestidade e auxílio na revisão de meu trabalho foram inestimáveis. Sempre que precisei de um incentivo, uma conversa rápida, uma ajuda ou apenas uma opinião, vocês estavam lá. Acima de tudo, suas palavras tranquilizadoras significaram, para mim, mais do que podem imaginar. Obrigada aos dois.

A Kathryn Martin: obrigada por sua ajuda e apoio.

Agradeço também àqueles clínicos que me desafiaram nos treinamentos, questionando minha capacidade e me fazendo duvidar de mim mesma. É esse tipo de teste que me fez aprender mais e ter confiança. Espero que, ao lerem este livro, vocês vejam e escutem o que eu posso não ter tido a chance de dizer quando nos encontramos.

Por fim, devo agradecer ao meu marido, Christian, e a nossos filhos. Houve momentos em que não pude estar com vocês porque precisava escrever e momentos em que sei que devo tê-los aborrecido imensamente por causa deste livro. Eu amo vocês e agradeço muitíssimo.

A autora

Apresentação à edição brasileira

A tecnologia está cada vez mais acessível e ao alcance das mãos. O telefone celular não é mais um luxo e pode-se dizer que, para além de um desejo, é uma necessidade da vida moderna. As pessoas se comunicam por redes sociais, aplicativos de mensagens instantâneas, e também através de ligações. Por que, na área da saúde, a incorporação de novas formas de comunicação caminha tão lentamente?

O telefone foi inventado pelo italiano Antonio Meucci em 1856 para conectar seu escritório ao seu quarto, localizado no segundo andar da casa, pois sua esposa sofria de um problema de saúde que dificultava a locomoção. Porém, devido a dificuldades financeiras, Meucci apenas conseguiu pagar a patente provisória de sua invenção. Alexandre Graham Bell, que havia dividido um laboratório com Meucci, patenteou a invenção como sua em 1876. Meucci o processou, mas acabou falecendo durante o julgamento, e o caso foi encerrado, sendo que o reconhecimento foi feito pelo Congresso dos Estados Unidos apenas em 2002[1].

Bell também usou o telefone por motivos de saúde quando realizava testes há mais de 100 anos. As primeiras palavras ditas por Bell ao telefone em 10 de março de 1876 foram: "Sr. Watson, venha aqui, eu preciso de você". Bell tinha acabado de virar a bateria molhada de ligar o transmissor, derramando, assim, o ácido sulfúrico em suas roupas[2].

De lá para cá, o telefone serviu a muitos propósitos, mas no Brasil não tanto para aproximar pacientes de profissionais da saúde. Hoje já não há mais como evitar que isso ocorra. Não faz sentido, em cidades grandes, por exemplo, um paciente se deslocar por horas no trânsito para mostrar um resultado de um exame de rotina solicitado na semana anterior e o seu médico em cinco minutos dar o parecer: "Está tudo bem".

Muito se diz que a medicina foi por séculos uma arte, depois uma ciência e tem se tornado um comércio. É preciso regulamentação da atividade médica para que não se torne um puro comércio, mas esta regulação não pode anular que um profissional da saúde possa se conectar à distância com um paciente, em especial quando há uma relação de longa data. Para isso, é necessário tornar esta atividade, a consulta por telefone, mais científica. Já há revisões importantes e alguns ensaios clínicos randomizados[3]. O livro de Sally-Anne Pygall, enfermeira especializada em consultas e triagem por telefone, é um ponto de partida, pois compila a experiência de anos de consultoria e ensino desta atividade e condensa um conhecimento para que mais pesquisas possam ser desenvolvidas respeitando a legislação e as características locais dos serviços de saúde.

Na era dos dispositivos, cirurgia robótica, inteligência artificial e algoritmos que pretendem "diagnosticar problemas de saúde sem a participação humana", é necessário que os profissionais da saúde brasileiros aprendam a usar essa tecnologia centenária, para que ela seja incorporada, de forma segura e efetiva, no cotidiano do cuidado. Isso envolve aprender e treinar os limites desta forma de comunicação e suas peculiaridades - como prestar atenção no tom da voz, a comunicação não verbal prevalente, como nos ensina Pygall. Um próximo passo seria incorporá-la definitivamente no currículo dos profissionais da saúde nas disciplinas de semiologia e propedêutica.

A Sociedade Brasileira de Medicina de Família e Comunidade (SBMFC) apresenta este livro aos profissionais da Atenção Primária à Saúde (APS) brasileira, de forma a socializar as ideias e evidências trazidas por Sally-Anne Pygall, para que possamos iniciar um debate instigante e provocador na mudança das práticas das equipes que atuam na APS, a partir de uma melhora na oferta de acesso, cuidado continuado e coordenado às pessoas, em tempo real de sua necessidade, qualificando o processo de trabalho e trazendo benefícios às pessoas, como a redução dos tempos de espera por consulta, melhora do vínculo, redução de idas às emergências e internações hospitalares - tudo usando o telefone de forma mais eficaz e segura.

Gustavo Gusso
Médico de família e comunidade
Professor de Clínica Geral e Propedêutica da Universidade de São Paulo

Thiago Gomes da Trindade
Presidente da Sociedade Brasileira de Medicina de Família e Comunidade

Referências

1. Meucci A. [Internet]. Flórida: Wikipedia ; 2018 [capturado em 25 fev. 2018]. Disponível em : https://pt.wikipedia.org/wiki/Antonio_Meucci
2. Aronson SH. The Lancet on the telephone 1876-1975. Medical History. 1977;21(1):69-87.
3. Bunn F, Byrne G, Kendall S. Telephone consultation and triage: effects on health care use and patient satisfaction. Cochrane Database of Systematic Reviews 2004, Issue 3. Art. No.: CD004180.

Prólogo

Em uma época na qual nosso sistema de saúde enfrenta mudanças sem precedentes e um desafio crescente para que a atenção primária ofereça melhor acesso e cuidados clínicos seguros e efetivos para nossos pacientes em uma situação na qual a demanda supera em muito a nossa capacidade, temos que agir! Precisamos adaptar nossa forma de trabalhar, garantindo que isso seja feito de maneira segura e com preparação e treinamento adequados. Ao longo de nossa educação e treinamento médico, não recebemos ensinamentos formais sobre triagens e consultas ao telefone. Então, como aprender a fazer isso de forma segura e efetiva?

Sally-Anne Pygall com certeza entende do assunto! Este livro é fundamental para qualquer serviço que planeja incorporar a triagem telefônica segura em seu sistema de trabalho diário. Mesmo que a triagem telefônica já faça parte de sua organização, este excelente recurso, escrito por uma profissional com ampla experiência pessoal em sistemas de triagem, irá aumentar a sua capacidade e confiança, além de sua autoconsciência e eficiência. Baseado em evidências e adotando uma abordagem passo a passo, este livro oferece uma noção organizada e estruturada de todos os benefícios e riscos inerentes da triagem ao telefone, fornecendo conselhos práticos sobre a forma de reduzir esses riscos e a importância das habilidades de comunicação.

Em nosso grande e ocupado serviço em uma região central da cidade, precisávamos urgentemente encontrar uma solução prática para nossa demanda e carga de trabalho crescentes e cada vez mais difíceis de manejar. A abordagem dinâmica de Sally-Anne e sua orientação firme sobre o uso de um bom sistema de triagens e consultas ao telefone foram incrivelmente efetivas para ajudar-nos a lidar com o problema e voltar a ter o controle da situação, melhorando o acesso de nossos pacientes aos serviços e oferecendo-lhes uma solução alternativa segura às consultas presenciais.

Este livro é um recurso de atenção primária inestimável para médicos de família e comunidade (MFC)*, residentes em MFC e enfermeiros. Tanto aqueles novos na atenção primária como os experientes devem ler este guia inspirador e inovador, o qual irá, sem dúvida, ajudá-los a adquirir as habilidades necessárias para a realização de triagens e consultas telefônicas seguras e eficientes.

Dra. Samantha Weston
Southport

---

*N. de R.T. O termo *general practitioner* utilizado no Reino Unido não pôde ser traduzido literalmente como "clínico geral" por conta da especificidade de atuação. Assim, optou-se por traduzi-lo para a especialidade brasileira análoga ao GP britânico, ou seja, médico de família e comunidade.

Prefácio

A motivação por trás deste livro foi escrever algo facilmente compreensível, orientado pela teoria (ainda que reconhecendo as evidências empíricas) e, acima de tudo, uma ferramenta real que pudesse ser usada por todo aquele que faça avaliações de pacientes por telefone, seja na atenção primária, na atenção secundária ou em qualquer outra área clínica.

Espero que, no futuro, nossos governantes reconheçam que, como clínicos, precisamos de treinamento formal compulsório para lidar com pacientes ao telefone. Esta é uma das áreas mais arriscadas em que se pode trabalhar e, ainda assim, a maioria dos profissionais não recebe nenhum treinamento – e, com isso, refiro-me a um treinamento de boa qualidade.

Acredito que lidar com pacientes ao telefone poderia representar uma economia enorme no orçamento da saúde pública, mas apenas se for bem feito. Poderíamos praticamente acabar com os crescentes tempos de espera para as consultas com um médico de família, reduzir os tempos de espera em ambulatórios, melhorar a adesão e, assim, reduzir as internações hospitalares – tudo isso com o uso mais efetivo e seguro do telefone. Ministros, prestem atenção!

O advento das "consultas *on-line*" é preocupante, na minha opinião – e espero que você concorde com isso após ler este livro e compreender a importância de realmente escutar. Se você não consegue ouvir o paciente ou o cuidador, muita coisa pode passar despercebida.

Eu realmente espero que este livro o ajude a compreender de que forma você pode atender e auxiliar os pacientes sem ter sempre de vê-los, ao mesmo tempo percebendo quando o risco de não fazer o atendimento presencial é inaceitável ou quando há necessidade de mais urgência do que previsto inicialmente. O trabalho ao telefone pode ser totalmente recompensador e libertador e, acima de tudo, pode ajudar a oferecer um serviço de saúde melhor para nossos pacientes.

A autora

Sumário

Apresentação à edição brasileira VII
Gustavo Gusso, Thiago Gomes da Trindade

Introdução. 15

1 Triagem e consultas telefônicas: propósito,
  benefícios e riscos 17
  1.1 Triagem telefônica *versus* consulta telefônica – há alguma diferença? . . 17
  1.2 Quais são os benefícios do cuidado por telefone?. 23
  1.3 Quais são os riscos da triagem telefônica? 27
  1.4 O que você procura obter com uma ligação telefônica? 33

2 Habilidades de comunicação 39
  2.1 Habilidades de comunicação ao telefone – elas são diferentes
      das habilidades de comunicação presencial? 39
  2.2 Como realmente nos comunicamos? 42
  2.3 Quais podem ser as barreiras para a comunicação efetiva? 50

3 Técnicas de questionamento 59
  3.1 Há um modo correto de fazer perguntas?. 59
  3.2 Que técnicas devem ser usadas? 60
  3.3 Quando você sonda e quando aprofunda a informação? 66

4 Como receber uma ligação. 67
  4.1 Há um modo correto de receber uma ligação? 67
  4.2 Como iniciar uma ligação? 70
  4.3 Como você pode coletar informações de forma rápida e segura? 77
  4.4 Como você sabe a hora de parar de fazer perguntas? 91
  4.5 Como encerrar uma ligação? 93
  4.6 O que realmente significa rede de segurança? 96

5 Manejando o encerramento da ligação 99
  5.1 E se o interlocutor não aceitar o seu conselho?. 99
  5.2 Você fez o suficiente? 103
  5.3 Todas as partes sabem o que deve acontecer em seguida? 104

6 Armadilhas comuns 107
6.1 Quais são as armadilhas? 107

7 Manutenção dos registros 113
7.1 Quanto deve ser documentado? 113
7.2 Quais são os critérios mínimos para a manutenção dos registros? ... 115
7.3 Você deve fazer registro de voz de suas ligações? 119
7.4 Como você fica sob o ponto de vista médico-legal 122

8 Auditoria clínica 125
8.1 Você deve fazer a auditoria de suas ligações? 125
8.2 Como pode ser feita a auditoria de suas ligações? 126
8.3 O que é preciso para realizar o controle de qualidade? 130

9 Protocolos 133
9.1 O uso de protocolos deve ser considerado na triagem ao telefone? ... 133
9.2 Sistemas de suporte à decisão clínica ou protocolos – o que é melhor para você? 134

10 Sistema de triagem total 139
10.1 Qual a importância do papel do recepcionista ou telefonista na triagem ao telefone? 139
10.2 O que é triagem total e ela deve ser usada? 141
10.3 O que é necessário para a implementação de um sistema de triagem total? 143

11 Resumo 147
Triagem *versus* consulta 147
O propósito da triagem ao telefone 148
Os três principais estágios das ligações 148
Manejando o encerramento da ligação 149
Documentação e manutenção de registros 149
Controle de qualidade 150
Protocolos 150
O papel do recepcionista e o modelo de triagem total 151
Palavras finais 151

Índice 153

Introdução

Tem ficado cada vez mais óbvio que o National Health Service (NHS)* não pode continuar sustentando um serviço de atenção primária em que uma abordagem de consumo aos cuidados de saúde está se tornando cada vez mais evidente. Nos últimos anos, vimos alterações drásticas na forma como oferecemos os cuidados de saúde, mudanças que alguns clínicos e pacientes abraçaram, enquanto outros difamaram. Uma das transformações mais significativas é o crescente uso do telefone no cuidado do paciente. O contato telefônico é a primeira etapa no caminho de cuidados do paciente no acesso a serviços fora do horário comercial, por exemplo, enquanto a triagem ao telefone é, em nível internacional, comumente o primeiro ponto de contato dos serviços de saúde em muitos países, incluindo Estados Unidos, Dinamarca, Canadá, Austrália e Suécia.

No Reino Unido, muitos serviços também estão mudando para um modelo de oferta de cuidados mais centrado no telefone como meio de melhorar o acesso e manejar a demanda. Porém, muitos MFC e enfermeiros que realizam os cuidados de saúde por telefone não foram formalmente treinados para fazer avaliações ao telefone. É tranquilizador que várias instituições de treinamento estejam reconhecendo a necessidade de preparar os profissionais de saúde para essa habilidade clínica tão desafiadora.

Este livro é adequado para qualquer pessoa que lide com pacientes ao telefone, mas destina-se principalmente a MFCs e enfermeiros que trabalham em atenção primária tanto em serviços ambulatoriais como em pronto atendimentos. Ele busca fornecer ao leitor uma abordagem prática e baseada no mundo real para triagens e consultas ao telefone. Uma avaliação ao telefone não consiste apenas no uso de uma abordagem sistemática baseada em evidências para triagens e consultas – trata-se também de como se comunicar com o interlocutor, sabendo quando confiar - e quando não - nas informações obtidas na ausência de confirmação visual ou física. Por fim, trata-se de ter certeza de que os pacientes estão em segurança – independentemente de se poder vê-los.

---

*N. de R.T. O texto descreve a situação do Sistema Nacional de Saúde britânico. O estágio de desenvolvimento de sistemas de contato telefônico no Sistema Único de Saúde brasileiro ainda é menos desenvolvido.

Os pacientes podem sofrer danos como resultado de uma triagem telefônica ruim, e muitos clínicos ficam nervosos em relação à sua realização, pois percebem as dificuldades e exigências, preferindo a "segurança" de enxergar os pacientes. Porém, este livro dará aos leitores uma melhor compreensão de como fazer as avaliações ao telefone de modo a minimizar os riscos para os pacientes e para si mesmos, e, mais importante, a forma como reconhecer quando os pacientes devem receber atendimento presencial, em vez de por telefone.

Uma das principais críticas à triagem ao telefone é que ela pode levar a "erros diagnósticos", o que por sua vez pode conduzir a desfechos inapropriados ou adversos para o paciente. O objetivo deste livro é demonstrar que é mais relevante pensar nisso como "erro de triagem", em vez de erro diagnóstico. Procuraremos mostrar aos clínicos a importância da realização correta de triagens ou consultas, em vez de nos concentrarmos na determinação do diagnóstico.

Ao longo do livro, o termo "interlocutor" se referirá à pessoa que solicita uma ligação de retorno ou que faz o contato com um clínico para aconselhamento por telefone. Este pode ser o paciente ou alguém que liga em seu nome. Embora algumas ligações possam ser feitas pelos clínicos para dar seguimento a um contato prévio, o termo "interlocutor" sempre se referirá ao paciente ou ao cuidador, e não ao clínico (médico ou enfermeiro).

Em linguagem acessível e com referências a pesquisas sempre que necessário, este é um guia prático sobre o tema. O propósito foi criar um manual de "como fazer" – baseado em evidências empíricas, porém, mais importante, fundamentado em experiências reais e no conhecimento de triagens e consultas telefônicas. Espero que esta obra seja útil no dia a dia para orientar e esclarecer dúvidas sobre como realizar uma ligação qualificada.

CAPÍTULO 1

Triagem e consultas telefônicas: propósito, benefícios e riscos

1.1 Triagem telefônica *versus* consulta telefônica – há alguma diferença?

Certo, vamos direto ao ponto. Você escolheu este livro porque quer saber mais sobre triagem telefônica ou sobre consultas telefônicas? Você acha que há alguma diferença? Acha que está fazendo uma e não a outra, ou que pode passar de uma para a outra conforme a necessidade? Ou será que você ajustou seus sistemas para ambas? Nesta seção, tentarei convencê-lo de que, na verdade, não há diferença entre a forma como agimos ao fazer uma "triagem" telefônica ou uma "consulta", mas, se você não estiver convencido, pedirei que aceite este conceito por princípio, pois os termos *triagem* e *consulta* serão usados como sinônimos ao longo deste livro.

Em primeiro lugar, acho que precisamos deixar claro que algumas das ligações recebidas não devem ser consideradas nem consultas nem triagens, pois não ocorre nenhuma forma de avaliação.

Por exemplo, as ligações que não são nem uma consulta nem uma triagem podem incluir:

- Solicitação de repetição de atestados
- Fornecimento de resultados de exames de rotina ou normais
- Solicitação de repetição de prescrições
- Qualquer ligação em que não sejam feitos questionamentos clínicos
- Solicitações para preenchimento de laudos ou formulários para questões de seguro ou problemas legais

Espero que você concorde que esses tipos de ligações não são nem triagem nem consulta: elas demoram, em alguns casos, menos de um minuto e não há "discussão" clínica ou elemento de aconselhamento.

É quando ocorre uma avaliação e quando o resultado não é predeterminado que eu considero que devemos considerar como uma triagem ou uma consulta; essas são as ligações abordadas neste livro. Em geral, essas ligações partem do paciente, mas também podem incluir "revisões" que envolvem um elemento de avaliação dos sintomas atuais. Se você pensar a respeito, o que acontece em ambos os tipos de ligação é exatamente o mesmo – você faz algumas perguntas para tentar descobrir como o paciente está, o que parece estar errado e, então, decide se o paciente deve ser atendido ou não e, se for o caso, com que brevidade. Suas ações como clínico são as mesmas – *então, uma triagem telefônica não seria o mesmo que uma consulta telefônica e vice-versa?* Vamos examinar as potenciais variações mais a fundo para ver de que forma uma triagem pode ser diferente de uma consulta.

Como se define uma consulta telefônica?

A maioria de nós compreende o que significa a expressão "consulta telefônica": uma avaliação clínica aprofundada de um paciente via telefone; isso também se aplica quando pacientes ou cuidadores se comunicam com algum profissional de saúde para fazer questionamentos ou falar sobre problemas de saúde. Elas costumam ser pré-agendadas pelo paciente ou pelo clínico, ou talvez ainda usadas para uma revisão de acompanhamento em vez de uma consulta presencial. Uma consulta telefônica pode receber um horário na agenda e um tempo de duração de vários minutos – talvez até a mesma duração de uma consulta presencial – e costuma-se acreditar que evite a necessidade de ver pessoalmente o paciente. De modo geral, acredita-se que as consultas telefônicas demorem mais do que as triagens telefônicas.

Como se define uma triagem telefônica?

A triagem telefônica foi definida como "dar prioridade aos problemas de saúde da pessoa conforme sua urgência, orientar e aconselhar a pessoa e tomar decisões seguras, efetivas e apropriadas".[1] Ela também foi definida como "classificar os pacientes conforme a ordem de prioridade para o tratamento"[2] ou "a ação de classificar conforme a qualidade".[3] Usamos a triagem dentro de muitos setores de cuidados de saúde para identificar o que é urgente, o que pode esperar e o que precisa ser feito depois, de modo que a triagem pessoal preceda os outros cuidados. Em outras palavras, os pacientes não costumam ser "liberados" nesse momento, embora certamente alguns possam, mas a triagem costuma levar a uma avaliação adicional ou a um episódio de cuidados. Porém, a triagem telefônica difere de outras formas de triagem "pelo fato de não haver a presença física do paciente e, assim, não existir a possibilidade de exame".[4] Espera-se que ela seja uma determinação rápida e breve das necessidades de cuidados de um paciente ou uma forma de manejar algumas das situações não agudas citadas anteriormente. "Triagem telefônica" é uma expressão frequentemente usada quando uma ligação é feita como resultado da falta de vagas de agenda e para o manejo do "excesso de pacientes", como sinalização e priorização rápidas (e, encaremos a verdade, algumas vezes malfeitas), ou como um sistema para o manejo da demanda de consultas para o mesmo dia.

Uma triagem telefônica costuma resultar em um episódio adicional de cuidados, como seria o caso de um paciente que poderia ter recebido a triagem em um setor de emergência, ou uma triagem poderia ser o final de um episódio de cuidados? Sim, ela pode quase certamente ser e, na verdade, deveria sê-lo em pelo menos 50% dos casos (mais sobre esses números adiante). A triagem telefônica é diferente da triagem presencial: você não diria ao paciente, "Desculpe, mas essa ligação inicial é apenas para lhe perguntar o que tem acontecido e, agora que sei a resposta, você precisará de uma segunda ligação, pois eu determinei pela triagem que você precisa de uma consulta", diria? Os modelos que aplicam a triagem presencial são delineados para serem usados quando você pode ver e tocar o paciente e, dessa maneira, não podem ser transferidos de forma confiável para a triagem telefônica.

Quais poderiam ser as diferenças entre uma triagem telefônica e uma consulta telefônica na vida real, se você ainda acha que elas são diferentes? Você pode atender uma ligação sobre uma potencial emergência, por exemplo, quando um paciente tenha relatado dor torácica. Após falar ao telefone, porém, você descobre que a dor é localizada, o paciente está muito bem nos demais aspectos, não há outros sinais de gravidade e ela foi causada por uma atividade física, o que leva a um diagnóstico de dor musculoesquelética. Você não precisa enviar uma ambulância nem ver o paciente pessoalmente, pois é certo que não se trata de uma emergência e você está confiante em seu diagnóstico. A "triagem" resultou no manejo por autocuidado. Demorou vários minutos para você determinar o que estava realmente acontecendo e quão doente (ou não) o paciente estava, bem como para dar o aconselhamento apropriado para o manejo por autocuidado. Essa ligação agora parece ser mais o que você espera de uma "consulta", não é mesmo? Mas você não diria ao paciente, "Desculpe. Preciso marcar uma consulta agora".

De modo alternativo, uma consulta telefônica em geral poderia ser agendada quando uma mulher relata sintomas de infecção do trato urinário, mas isso pode evoluir rapidamente para uma situação crítica após você descobrir que ela apresenta dor abdominal atípica. Ela pode até estar desidratada e necessitar de atendimento urgente. A "consulta" se transformou no que você pode considerar uma "triagem", isto é, muito mais curta e com um desfecho urgente. O começo de quase todas as consultas deve incluir uma triagem inicial para se ter certeza de que o paciente não necessita de uma resposta rápida, e uma triagem pode acabar em uma completa interação resultando em manejo por autocuidado. Assim, *não seriam todas as ligações potencialmente triagens ou consultas?* Você muda ativamente de um tipo de avaliação clínica para outro?

O número de perguntas feitas, porém, e a quantidade de tempo que você dedica a uma ligação podem ser predeterminados como resultado de sua tentativa de lidar rapidamente com algo (uma triagem) ou se o paciente solicitou a ligação (uma consulta). Seu resultado pode muitas vezes depender de quão rapidamente *você* quer terminar uma ligação ou se você imagina que o paciente espera uma interação mais longa. De maneira mais interessante, tenho visto que o *desfecho costuma ser decidido por fatores como*:

- O acesso disponível, isto é, o número de consultas ou visitas domiciliares já agendadas
- A hora do dia
- A pessoa que atenderá o paciente após a ligação (alguns clínicos são mais hesitantes em relação a ver pessoalmente um paciente se eles estiverem aumentando a carga de trabalho de outra pessoa, porém menos hesitantes se for a sua própria carga de trabalho que estiver aumentando)
- O fato de você já estar sem disponibilidade de consultas (você pode ter menos chances de atender alguém pessoalmente se houver menos consultas disponíveis)
- O fato de você estar atendendo ligações no final do dia (é menos provável que você queira atender pessoalmente o paciente se quiser ir para casa no horário)
- Seu desejo de ir para casa sem se preocupar com alguém que não tenha sido atendido (é mais provável que você atenda pessoalmente essa pessoa)
- Seu nível atual de acuidade mental
- O fato de você estar cansado e/ou estressado

Então, o que de fato acontece é que você tem todos esses fatores influenciando a forma como decide manejar as ligações telefônicas. Em minha experiência, *muitos pacientes são atendidos pessoalmente não porque precisem ser vistos sob uma perspectiva clínica, mas simplesmente porque eles podem ser vistos, e muitos desfechos são determinados pela carga de trabalho e pela disponibilidade de consultas.*

Assim, existe alguma diferença entre uma triagem e uma consulta? Em minha opinião, não – ou, pelo menos, não deveria existir, pois seu papel é fazer perguntas suficientes para descobrir o que é melhor para o paciente. Seus resultados não devem ser influenciados pelo acesso disponível, mas por aquilo que o paciente necessita clinicamente. Isso pode demorar apenas alguns segundos ou vários minutos, não importando se você está fazendo uma "triagem" ou uma "consulta". Mais importante, se você quiser ter sucesso em suas interações telefônicas, deve repensar sua abordagem à tomada de decisões e olhar primeiro para a necessidade clínica, depois para as escolhas do paciente, juntamente com as opções de acesso. A compreensão e a adesão a essa simples estratégia podem mudar a forma como você faz seu trabalho por telefone.

Espero tê-lo convencido sobre não haver diferença entre uma triagem telefônica e uma consulta telefônica em termos práticos de uma ligação. Em resumo, isso se refere ao processo da avaliação clínica realizada ao telefone e, conforme citado antes, usarei os termos como sinônimos no restante do livro.

Como tomamos decisões em triagens telefônicas?

Existem algumas semelhanças interessantes entre os processos de triagem telefônica e o controle de tráfego aéreo,[5] no sentido de que os processos de identificação e solução de problemas diagnósticos dentro de um prazo curto levam a uma complexa tomada de decisão. Essas decisões devem ser tomadas algumas vezes dentro de segundos em ambos os casos, pois isso pode custar vidas. Entretanto, talvez a principal diferença seja em termos de envolvimento do paciente ou "passageiro". O controlador do tráfego aéreo não pergunta se o passageiro concorda com suas instruções, mas toma todas as decisões de forma independente das preocupações do passageiro e talvez até mesmo do piloto. Na triagem telefônica, as preocupações, ideais e expectativas do paciente e do cuidador são muito importantes nos resultados e nos conselhos dados durante a consulta.

A definição de triagem telefônica de que mais gosto, porém, é sua descrição como "a tomada de decisões sob condições de incerteza e urgência".[6] Essa definição é muito apropriada, pois a incerteza de não poder atender pessoalmente o paciente tem um grande impacto em sua confiança; você não pode fazer aquelas avaliações iniciais sobre sua condição geral da maneira que faria ao vê-lo pessoalmente no consultório ou em seu local de trabalho. Foi sugerido que médicos podem diagnosticar os pacientes dentro de 30 segundos[7] – isso se deve em parte ao fato de poderem ver e cheirar o paciente, determinando se as primeiras palavras faladas por ele sustentam sua avaliação visual inicial. Com a experiência, um médico ou enfermeiro pode muitas vezes dizer o que está errado com alguém apenas olhando para a pessoa, sobretudo quando há uma relação prévia. Sem a informação inicial visual e olfativa, pode-se ficar muito inseguro, e com razão. Porém, com a experiência continuada em triagem telefônica, você aprenderá a substituir aquelas pistas visuais por indicadores auditivos, podendo até vir a ser um melhor diagnosticador em virtude disso. É fácil depender demasiadamente do que você vê em vez daquilo que o paciente ou cuidador está dizendo – eles dizem muita coisa sem colocar isso em palavras, mas *você realmente está ouvindo?*

Nossa incerteza como clínicos quando não conseguimos confirmar a informação visual é compreensível, mas é igualmente importante o fato de que o paciente não consegue ver a pessoa que faz a triagem. Como clínicos, há uma tendência a pensar mais em como nossa capacidade para trabalhar é afetada pela perda das informações visuais, e podemos nos esquecer da experiência do paciente e do que eles estão perdendo. É difícil para alguns pacientes aceitar que possamos cuidar deles sem vê-los. Muito de nossa própria incerteza na triagem telefônica leva a uma falta de confiança e, algumas vezes, a uma necessidade imensa de atender pessoalmente o paciente, mesmo quando isso não é exatamente necessário.

Como também foi sugerido, costuma haver um grau de urgência na triagem telefônica,[6] não apenas sob uma perspectiva clínica quando uma resposta emergencial pode ser necessária, mas também porque a triagem telefônica costuma receber menos tempo do que uma consulta presencial. Isso é irônico quando se considera que você não consegue fazer aquelas avaliações visuais iniciais (e suposições diagnósticas) que ocorrem dentro do primeiro minuto, mais ou menos, em uma consulta presencial. Pode-se argumentar que você realmente necessita de mais tempo para uma triagem telefônica, pois você pode não conhecer a história do paciente. Por exemplo, no trabalho fora de hora, ou seja, quando o consultório está fechado, o prontuário do paciente não costuma estar disponível e o clínico deve revisar a história médica pregressa relevante para o paciente, os medicamentos e assim por diante, além da história atual ou aguda durante a ligação, acrescentando ainda mais ao tempo de consulta. Quando você trabalha dentro de um sistema de triagem total (ver Capítulo 10), isto é, um em que quase *todos* os pacientes passem por uma ligação telefônica antes de uma consulta presencial, o número de ligações que um clínico pode realizar em uma única sessão pode ser enorme. Isso pode aumentar muito a pressão sobre a pessoa que faz a triagem para que ela faça as ligações o mais rápido possível. A ligação mais curta que já ouvi até hoje teve duração de 21 segundos e aqui está (esta é a conversação total):

> *Médico: Alô, aqui é o clínico. Qual é o problema?*
> *Paciente: Ah, sim, estou com dor no estômago.*
> *Médico: Hum, hum.*
> *Paciente: Sim, desde a uma da tarde.*
> *Médico: OK, venha até o consultório (diz o nome do centro de cuidados de urgência).*
> *Paciente: Onde?*
> *Médico: (fala outra vez o nome do centro de cuidados de urgência)*
> *Paciente: Ah, OK.*
> *Médico: Hum. (coloca, ou melhor, bate o telefone no gancho)*

Espero que você tenha entendido o quão perigoso pode ser este tipo de ligação. Eu gastaria vários parágrafos para dizer o que está errado, mas se você tentar pensar que essa é uma maneira "eficiente" de manejar algo que em geral necessitaria de uma consulta presencial, considere que não temos ideia do quão enferma está a paciente e, se ela acabar não comparecendo à consulta, seria classificada provavelmente como

"Ausente" quando, na verdade, poderia ter sofrido um colapso e morrido (ou, é claro, simplesmente decidido não incomodar).

A urgência, porém, pode algumas vezes vir da pessoa que faz a ligação, pois ela pode querer que você a atenda o mais rapidamente possível ou pode não querer responder a uma série de perguntas, fazendo com que você "apresse" a interação.

Muitos estudos mostram que os profissionais de saúde valorizam o telefone como um método conveniente para o manejo da demanda de pacientes e da carga de trabalho. Contudo, estudos mais recentes também têm questionado o seu uso em doenças agudas e se as consultas telefônicas incluem informações suficientes para a exclusão de doenças graves,[8,9] isso porque menos tempo é alocado para a interação em relação à consulta presencial e esse é o motivo pelo qual pode haver menos informação disponível. Não é incomum ver uma média de apenas 3 minutos sendo alocados para as triagens telefônicas. Qual a segurança disso quando não se pode confirmar as coisas por métodos visuais ou físicos? Que impacto isso tem sobre as pessoas que fazem a triagem quando sofrem pressão em relação ao tempo? Discutiremos esse assunto mais adiante neste capítulo.

1.2 Quais são os benefícios do cuidado por telefone?

Triagens e consultas telefônicas (lembre-se de que usaremos esses termos como sinônimos para nos referirmos a uma avaliação clínica das necessidades de um paciente por telefone) têm muitos benefícios para o paciente, para o cuidador, para o profissional de saúde e para as organizações de cuidados de saúde, *mas* apenas quando são realizadas de modo adequado. Seria bobagem supor que você teria todos os benefícios simplesmente por fazer a triagem telefônica. Se isso não for feito da maneira correta, não trará os benefícios, aumentará os riscos e poderá aumentar de forma significativa a carga de trabalho.

Se começarmos com o paciente e/ou o cuidador, as consultas telefônicas oferecem os seguintes benefícios:

- *Acesso imediato em alguns casos.* Poder falar com um clínico (algumas vezes em questão de minutos) é algo muito atraente para alguns pacientes ou seus cuidadores. Na sociedade atual, muito direcionada para o consumo, com a expectativa de gratificação instantânea, pacientes e cuidadores começaram a esperar o mesmo nível de serviço imediato dos profissionais de saúde. Mesmo dentro do National Health Service (NHS), de maneira diferente das sociedades de cuidados de saúde privados, os pacientes são estimulados pelos políticos a esperar cuidados em prazos de tempo muito curtos. Esta foi uma das mudanças mais drásticas na atenção primária à saúde na última década: a expectativa de tempo que os pacientes têm para esperar por uma consulta com seu médico de família. Os pacientes demandam acesso quase imediato (de forma inadequada em muitos casos) e, ao se oferecer o acesso telefônico, muitas organizações conseguem responder a grande parte dessa demanda.

- *Acesso mais fácil e conveniente.* Muitos pacientes acham mais conveniente falar com o profissional de saúde por telefone, pois podem falar de onde estiverem (por exemplo, no trabalho, em casa, durante uma viagem, nas compras etc.). De modo alternativo, eles não precisam perder tempo de trabalho para falar com alguém ou agendar uma consulta em seu único dia de folga (em geral, uma grande causa de insatisfação com a limitada disponibilidade de consultas). Muitas organizações de cuidados de saúde privados atualmente oferecem suporte telefônico a pessoas que estão viajando ou fornecem acesso a medicamentos vendidos com prescrição médica que podem ser entregues na porta do paciente após uma conversa por telefone em vez de o paciente (ou cliente) ter que se deslocar até uma clínica para avaliação e tratamento.

- *Oportunidades para educação e empoderamento do paciente.* Um dos maiores benefícios do cuidado por telefone é a oportunidade de educar os pacientes para que possam manejar seus próprios cuidados de saúde ou ter uma compreensão melhor sobre quando realmente necessitam consultar seu MFC de modo a não fazerem consultas de forma desnecessária ou inadequada. Estudos comparando a triagem por MFC com a triagem por enfermeiro na atenção primária[10] sugeriram que estes últimos podem fazer ligações telefônicas mais longas, pois gastam mais tempo oferecendo educação aos pacientes. Educar o paciente ou interlocutor pode torná-los mais confiantes no manejo de seus próprios problemas de saúde. Além disso, ao conhecer a trajetória da doença, é possível que o interlocutor não saia logo fazendo uma segunda ligação quando as coisas não melhoram de forma imediata. Os estudos também têm sugerido que as revisões feitas por telefone ajudam na adesão ao tratamento em problemas crônicos como a asma.[11]

- *Possibilidade de evitar a necessidade de uma consulta presencial.* Estudos têm sugerido que até 50% dos pacientes na atenção primária podem ser manejados com segurança por telefone.[12,13] Quando as ligações telefônicas são feitas de maneira segura e eficiente, evitar uma consulta presencial pode melhorar o acesso global, pois mais pacientes poderiam ser atendidos. Serviços em que a triagem total é o modelo de oferta de serviços (ver Capítulo 10) lidam com duas a três vezes mais pacientes por telefone em comparação com o que fariam em consultas presenciais, mas estão atendendo apenas cerca de 25 a 40% desses pacientes de forma presencial após a ligação telefônica. A segunda interação no consultório deveria, por rotina, ser mais curta (quando a pessoa que faz a triagem é também quem atende), mas isso também depende da qualidade da triagem. Muitos serviços implementarão um sistema de avaliação por telefone para evitar o atendimento de tantos pacientes, mas, se a triagem não for efetiva, não haverá redução nas consultas presenciais ou essa triagem poderá não ser segura.

- *Economia de custos.* Ao não ter que se deslocar até o consultório, pacientes ou cuidadores podem economizar os custos do deslocamento e, se puderem receber em casa seus medicamentos prescritos, essa é uma forma ainda mais atraente de ter acesso aos cuidados de saúde. De modo alternativo, se os pacientes pagarem por seus cuidados de saúde, isso poderia ser uma maneira muito mais econômica de ter acesso ao aconselhamento médico. Porém, se o MFC receber pagamento apenas ao "atender os pacientes" (como pode ser o caso na Austrália, por exemplo), não há incentivo para que o MFC ofereça as consultas telefônicas ou para que forneça aconselhamento ou tratamento sem ver o paciente, havendo, assim, pouco benefício.

- *Redução da pegada de carbono.* Com as preocupações atuais em relação às mudanças climáticas, precisamos considerar o ambiente e como ele é afetado pelos deslocamentos desnecessários de carro ou ônibus. É relevante considerar que, ao evitar um deslocamento até o consultório, pacientes e cuidadores estão reduzindo sua pegada de carbono e ajudando a proteger o meio ambiente.

Para o profissional de saúde (MFC, enfermeiro, emergencista etc.), os benefícios incluem os seguintes:

- *Custo-efetividade dos serviços.* As triagens telefônicas podem reduzir o número de consultas presenciais necessárias com o MFC (em 50% ou mais). Conforme o *Unit Costs for Health and Social Care 2015*,[14] uma consulta presencial com um MFC demora em média 11,7 minutos, enquanto uma consulta telefônica demora em média 7,1 minutos, havendo uma economia de 4,6 minutos por paciente. Isso significa que os MFCs poderiam atender mais pacientes, bem como ter tempo para outras atividades que podem ser benéficas para outros pacientes ou para os próprios MFCs. De modo alternativo, os MFCs poderiam reduzir* os custos para cobertura local temporária (*locum cover*) onde tivesse havido aumento importante na demanda pelas consultas presenciais: muito dinheiro que é gasto nesse tipo de cobertura poderia ser economizado e, talvez, essas despesas pudessem ser completamente eliminadas se mais pacientes fossem atendidos por telefone. Conheço um serviço que economizou 150.000 libras nesse tipo de cobertura após a implementação do sistema de triagem total. Ao fazer a triagem das solicitações para visitas domiciliares (o serviço de maior custo, pois cada visita demora em média 30 minutos), pode-se reduzir de maneira significativa o

---

*N. de R. T. No NHS, os custos de cobertura do serviço por um profissional temporário quando o titular se ausenta ou quando há excesso de demanda incorrem sobre as clínicas, podendo ser reembolsados pelo sistema em algumas situações específicas.

número de visitas realizadas. Mesmo uma economia de uma visita por semana pode acrescentar 2 ou 3 dias de trabalho ao ano! Contudo, deve ser dito que estudos recentes sugeriram que há pouca economia, pois a carga de trabalho é simplesmente redistribuída em vez de ser reduzida. Porém, esses estudos não indicam a qualidade da triagem em si ou a forma como ela era considerada "adequada" ou não em relação aos desfechos. Não há menção sobre o uso de alguma ferramenta de garantia de qualidade (ver Capítulo 8) para a avaliação da qualidade das ligações nem sobre se o julgamento se baseou na escuta da ligação, na revisão da documentação ou em ambas. Isso tem importância vital ao se tomar decisões sobre modelos de cuidados. Conforme dito antes, a simples realização da triagem telefônica não é benéfica – o benefício vem com uma boa triagem. Se a triagem por enfermeiro puder substituir a triagem por MFC (mantendo-se a qualidade), isso pode resultar em economia de recursos.

- *Uso mais apropriado dos recursos.* Muitos serviços atualmente utilizam enfermeiros para a realização de triagem telefônica para doenças menos graves e para demandas agudas para o mesmo dia, por exemplo. Isso pode aumentar de forma significativa a disponibilidade dos MFCs, permitindo que eles lidem com as condições mais complexas. Após a triagem, o paciente pode ser atendido por um profissional mais adequado, por exemplo, um enfermeiro em vez de um MFC, fazendo-se assim uma segunda economia. Pode se tornar claro que a melhor pessoa para lidar com o paciente é alguém de fora da equipe habitual do serviço (por exemplo, farmacêutico, fisioterapeuta, assistente social, membro da equipe de apoio para cuidados de saúde mental, do setor de acidentes e emergências e muito mais). Uma boa triagem irá sempre garantir que os pacientes sejam atendidos quando eles realmente precisam e que MFCs e enfermeiros lidem com aqueles pacientes que necessitam de assistência médica dentro do serviço no lugar daqueles que estão saudáveis mas preocupados.

- *Manejo da carga de trabalho do serviço priorizando os pacientes.* Muitos pacientes que precisam ser atendidos não o necessitam de modo urgente e podem ser agendados de forma rotineira em vez de ser encaixados no final de um horário. Alternativamente, você pode decidir que um paciente deve ser atendido com urgência e, por haver menos consultas presenciais marcadas, isso pode ser arranjado com mais facilidade. Por fim, alguns pacientes devem ser vistos por serviços de emergência mediante ligação telefônica ou atendidos em setores de acidentes e emergências em vez de consultar o serviço.

- *Redução do ciclo de acesso inadequado para cuidados agendados e não agendados.* Ao realizar a triagem dos pacientes por telefone antes de serem atendidos pelo MFC ou de fazerem uma consulta não agendada, seria possível reduzir uma grande quantidade de acesso inadequado ou mesmo evitar totalmente isso. Conheci um serviço que implementou um sistema de triagem total que envolvia os pacientes sendo avaliados por qualquer dos MFCs trabalhando naquele dia. Essa abordagem fez com que muitos pacientes de um determinado MFC fossem triados por seus colegas. O MFC em questão costumava ter a agenda cheia com semanas de antecedência antes da introdução desse sistema de triagem, mas quando seus pacientes começaram a ser atendidos por outros MFCs, ficou claro que ele estava praticando muito pouca medicina e lidando apenas com pacientes menos complexos e com demandas menores. Ele estava ativamente estimulando os pacientes a procurá-lo, e apenas a ele, tendo conversas amigáveis com eles, medindo a pressão e assim por diante. Ele era responsável por grande parte do acesso desnecessário. Além disso, um cardiologista certa vez me disse que, como clínicos, podemos muitas vezes transformar "pessoas" em "pacientes" e, ao vê-los desnecessariamente, estimulamos um ciclo de acesso aos cuidados.

- *Melhora da adesão ao tratamento de problemas crônicos mediante revisões por telefone.* Estudos têm sugerido que as revisões por telefone ajudam na adesão em problemas crônicos como a asma.[11] O telefone é uma maneira conveniente de revisar os pacientes sem que eles tenham de faltar ao trabalho. Muitos pacientes mais jovens têm o telefone celular com eles o tempo todo e, assim, ao fazer revisões mais oportunas que não envolvam o deslocamento até o serviço, podem ser aconselhados a implementar o tratamento muito mais precocemente, evitando-se uma crise ou a necessidade de tratamento hospitalar. As revisões pós-operatórias podem ser realizadas por telefone, o que reduz o número de consultas ambulatoriais necessárias e é mais conveniente para os pacientes. Em qualquer lugar que você trabalhe, pense nos benefícios que pode ter com as avaliações ou revisões telefônicas e pondere esses benefícios contra os riscos antes de decidir se este método de cuidados é adequado para si. Lembre-se de que buscamos os benefícios de uma *boa* triagem, e não de qualquer triagem telefônica, pois uma triagem ruim pode anular quaisquer benefícios e aumentar os riscos. Então, quais são os riscos?

1.3 Quais são os riscos da triagem telefônica?

A tomada de decisão na triagem telefônica está associada a altos níveis de risco devido aos complexos processos envolvidos e ao contexto do cenário clínico, isto é, primariamente serviços lotados com restrições de pessoal e recursos. Isso deve ser comparado de várias maneiras a outros ambientes, conforme discutido antes, como o controle de tráfego aéreo e a liberação em serviços de emergência, em que é necessário haver decisões rápidas e precisas. Isso também é afetado pelo nível de compreensão do paciente ou interlocutor quanto ao fornecimento das informações necessárias para que a pessoa que faz a triagem tenha um quadro clínico acurado do problema.

Reconhecer onde estão os riscos e a forma como eles podem ser manejados (ou não, conforme o caso) determinará se a triagem telefônica é adequada para você e seus pacientes. Embora eu defenda o cuidado por telefone, há situações em que esta não é a melhor maneira de lidar com os pacientes, pois os riscos podem superar os benefícios.

Alguns dos riscos que devem ser conhecidos são:

- *Suposições!* Provavelmente, a coisa mais arriscada durante uma ligação é fazer suposições. Muitas triagens telefônicas falham quando a pessoa que faz a triagem ou a ligação pressupõe ter entendido algo: ela não confirmou se compreendeu corretamente o que foi dito; da mesma forma, a pessoa que ligou pressupõe que está sendo compreendida quando não está. *Nunca suponha nada quando isso não puder ser confirmado visual ou fisicamente.* Algo tão simples como compreender onde é o ponto da dor pode estar completamente errado se você supuser que a pessoa está fazendo a descrição de modo acurado, ou que ela compreende a localização das partes do corpo. Por exemplo, a localização dos rins é notória por ser descrita de forma incorreta! Outro exemplo é quando alguém pode pensar que a dor é nas costas quando de fato ela é na parte superior do tórax, ou quando a "dor de estômago" é, na verdade, uma dor torácica. Já ouvi muitas ligações que terminaram com péssimos resultados devido a uma suposição, o que por sua vez levou a uma triagem errada e, assim, a um diagnóstico incorreto e a uma tomada de decisão equivocada.

- *A ausência de indicadores visuais pode levar a incertezas e resultados inadequados.* Vamos encarar o óbvio – como não podemos ver o paciente, é mais fácil entender mal a situação. Muitos clínicos relutam em realizar triagens por telefone por se sentirem mais seguros quando podem ver o paciente, mas, no sistema de saúde atual, tal abordagem pode ser insustentável, de modo que os clínicos fazem a triagem telefônica mesmo quando ficam muito preocupados com isso. Eles lutam contra o fato de não poderem ver, tocar e cheirar o paciente e muitas vezes agendam uma consulta presencial quando isso não é necessário. Ainda mais preocupante, alguns clínicos não apreciam as dificuldades da triagem por telefone e a abordam com uma atitude *blasé*, decidindo que alguém não precisa ser atendido quando, na verdade, deveria ser – e logo. Também é possível encaminhar os pacientes a níveis de cuidados mais elevados, como pronto atendimentos e emergências, quando eles poderiam ser atendidos na atenção primária. Em todos esses casos, a ausência de confirmação visual leva a algum grau de incerteza que pode facilmente resultar em desfechos inadequados; um dos maiores riscos é retardar ou até negar uma consulta presencial para o paciente.

- *A necessidade de ter de confiar no interlocutor para uma história clínica adequada.* O nível de compreensão do interlocutor é muito importante para a interação, e níveis ruins de compreensão podem resultar em triagem inadequada. Em alguns casos, o interlocutor pode também não apresentar as informações que poderiam afetar os resultados. Por exemplo, quando você pergunta "Você tem algum problema clínico prévio que eu deva conhecer?", o interlocutor vai em geral responder negativamente e, também, quando questionado sobre os medicamentos, pode relatar uma lista longa demais. Outros pacientes têm problemas para recordar os nomes dos medicamentos ou as condições clínicas, e torna-se uma tarefa de detetive juntar todas as peças antes de decidir sobre a relevância das informações. Se o indivíduo que faz a triagem suspeitar que a pessoa que ligou não é confiável em termos de fornecer informações acuradas sobre a história clínica, é provável que seja mais seguro agendar uma consulta presencial, mas ainda levando em conta a urgência da situação. Em alguns casos, a falha em apresentar informações acuradas não tem nada a ver com níveis de compreensão – ocorre apenas que a frase foi mal-formulada e o interlocutor que fez a ligação tem dificuldades em entendê-la. A pessoa que liga pode também ser incapaz de se expressar adequadamente ou de descrever o problema, ou, talvez, seja um terceiro que não testemunhou o incidente (por exemplo, a mãe que pega o filho em algum lugar e ouve dizer que "ele bateu a cabeça", de modo que não pode dar uma explicação acurada ou detalhada sobre como ocorreu o incidente, pois não estava presente). Um dos maiores problemas pode ser a diferença no idioma. Isso significa realmente o óbvio – se não falarem a mesma língua, quão confiável será a informação dada pelo interlocutor ou a compreensão da pessoa que faz a triagem? Falaremos mais sobre isso no Capítulo 2.

- *Ligações de terceiros.* Isso ocorre quando alguém liga em nome de outra pessoa, como um familiar por causa de uma criança ou um adulto por causa de um parente mais velho. Embora possa ser necessário fazer a triagem por meio desse terceiro, quando não se fala diretamente com a pessoa, perde-se muito da avaliação inicial, como a forma que o indivíduo fala (i.e., bom ou mau estado geral) ou como está a sua respiração, por exemplo. Há um risco maior de obter informações não acuradas de terceiros, o que pode levar a desfechos ruins (oferta de cuidados excessivos ou insuficientes). As ligações de terceiros podem subestimar ou superestimar os sintomas – em geral, os pais podem superestimar a doença de seus filhos, enquanto os pacientes idosos muitas vezes subestimam a sua doença para parentes ou cuidadores. Essa terceira pessoa pode fazer suposições ou deixar de notar algo, e não são incomuns os casos de "telefone sem fio", mas o maior risco ocorre quando essa terceira pessoa não está com o paciente no momento da ligação (ver Capítulo 6), não sendo capaz de verificar na hora o paciente e/ou os sintomas, aumentando muito o risco da situação. A triagem feita por terceiros, quando isso não é necessário, pode levar a erros de triagem e de diagnóstico.

- *Agendamento inapropriado de consultas presenciais.* Isso aumenta a dependência, atrasa o cuidado de outras pessoas e faz crescer a carga de trabalho. Pode ser difícil aceitar como risco o atendimento de pessoas que não precisam realmente ser atendidas, mas, para os próprios pacientes, há o risco de aumentar a dependência. Eles podem começar a achar que o clínico deve sempre atendê-los para "cuidar" deles. Em muitos casos, isso não é verdade – não atender os pacientes não significa que você não esteja cuidando deles ou que uma consulta telefônica seja um serviço de segunda categoria. Todavia, se os pacientes têm sido tradicionalmente atendidos, pode ser difícil persuadi-los depois de que isso não é necessário. Se um clínico realiza a triagem e opta por uma consulta presencial quando ela não era necessária e, depois, o mesmo paciente fala com alguém que sugere um autocuidado ou diz que ele não precisa ser atendido naquele dia, o paciente pode facilmente pensar: "Mas eu fui atendido direto na última vez que liguei!". Pode haver uma longa negociação sobre o que deve acontecer e o motivo para isso. A pessoa que faz a segunda triagem está enfrentando uma batalha difícil desde o início, devido ao desfecho anterior e às expectativas do paciente. Quando pacientes que não precisam ser atendidos conseguem uma consulta, isso pode significar que outros pacientes, que realmente precisam de atendimento, acabam esperando muito mais do que deveriam; o risco não é do paciente que recebeu a triagem, mas dos demais. Se os pacientes não conseguem ser atendidos pelo MFC ou enfermeiro quando precisam por não haver horário disponível, eles podem recorrer a outros recursos, como pronto atendimentos e emergências, quando não se trata nem de trauma nem de emergência, dessa forma acrescentando custos para o MFC e o grupo controlador do serviço. Por fim, alguns pacientes fazem contatos frequentes e desnecessários e, se esses contatos resultarem em agendamentos desnecessários, existe o risco de que o clínico fique sobrecarregado e sofra de esgotamento. O esgotamento devido ao aumento da carga de trabalho é intensificado quando os clínicos ficam ansiosos por não atenderem os pacientes.
- *Comunicação ruim ou interação ruim.* Uma "comunicação ruim" ao telefone pode significar muitas coisas, e isso pode ser algo subjetivo, motivo pelo qual dediquei um capítulo inteiro deste livro às habilidades de comunicação. Porém, parte dos problemas de comunicação e, assim, das interações ruins deve-se à falta de afinidade. Isso resulta em coleta de informações não acuradas, reclamações

e potencial para erros de triagem. A comunicação efetiva é muito importante no manejo de riscos. Um número considerável de reclamações não resulta de uma preocupação clínica, mas simplesmente do fato de que a pessoa que fez a ligação não gostou da maneira como falaram com ela ou da "atitude" de quem fez a triagem.

- *Os pacientes podem perceber a triagem telefônica como mecanismo para redução do acesso aos cuidados.* Se os pacientes não tiverem certeza em relação à triagem telefônica e não compreenderem o que pode ser feito por eles ao telefone, alguns podem ver um sistema de triagem como reduzindo seu acesso aos MFCs, em especial quando cada consulta presencial com um MFC ou enfermeiro deve começar com uma ligação telefônica (o modelo de triagem total). Eles podem ver isso como um funil pelo qual devem passar para chegar aonde acham que precisam – o atendimento presencial. Se os pacientes forem contrários à triagem por telefone, estarão menos inclinados a aceitar tanto o serviço como o aconselhamento ou resultado. Expectativas e ideias preconcebidas serão uma barreira difícil de vencer, e as consequências podem ser uma conclusão inapropriada, mas isso não é impossível de ser evitado.

- *Documentação e manutenção de registros precárias.* Aqui, estou me referindo ao registro eletrônico ou em papel, e *não* ao registro de voz, tendo visto muita variação entre pessoas e equipes. Algumas vezes, a documentação pode ser muito esparsa (em especial, quando a pessoa que faz a triagem está tentando atender pessoalmente o paciente), pois o clínico tenta fazer uma documentação completa após a consulta presencial. Outras vezes (mais ainda quando o resultado é o manejo por autocuidado), a documentação pode continuar indefinidamente, com cada parte da conversa sendo escrita de maneira detalhada. No Capítulo 7, abordaremos este risco com mais detalhes, mas basta dizer que, se a documentação estiver faltando ou tiver erros, estará aberto o caminho para problemas legais. Um segundo fator de risco é que, em relação à recuperação das memórias, há uma pesquisa que sugere que o cérebro se lembra melhor de informações visuais do que de informações de áudio ou escritas.[15] Se você for questionado para recordar e justificar um desfecho de ligação, sua manutenção dos registros será fundamental, mas, se esse registro for ruim ou inadequado, sua capacidade de citar a interação pode se tornar muito mais difícil devido à ausência de informações visuais indicativas.

- *Alguns pacientes não gostam.* Alguns pacientes sempre irão preferir uma consulta presencial em vez de uma conversa ao telefone, não porque não confiem neste método de cuidados, mas apenas porque gostam de ver a pessoa com quem estão falando. Ainda há muitas pessoas que sempre irão preferir uma conversa presencial a uma conversa por telefone, de modo que, se o seu serviço utilizar um sistema de triagem total, elas não irão gostar e isso pode levar a reclamações e insatisfação.

- *Restrições de tempo.* Talvez eu devesse ter colocado este risco no topo por ele ser, na minha opinião, um dos maiores problemas com a triagem por telefone em serviços ocupados – o problema de não ter tempo suficiente. Isso pode ser gerado internamente (pelo clínico e sua carga de trabalho) ou externamente (pelo interlocutor). No primeiro caso, muitos clínicos fazem ligações nos intervalos entre as consultas e querem terminar as ligações o mais depressa possível ou no final do expediente, quando têm várias outras tarefas a fazer, como trabalho administrativo e/ou visitas domiciliares. Quando está sendo oferecida a triagem total, os serviços podem alocar apenas 3 minutos por ligação. Quando isso acontece, a reação natural do clínico, de forma consciente ou não, é tentar terminar a ligação o mais rápido que puder. Quando você está sob pressão de tempo, arrisca a ocorrência de algumas ou de todas estas coisas: conclusão em momento inoportuno; falta de coleta de informações; desfechos inadequados; interação ruim (satisfação do interlocutor e do clínico).

A *conclusão em momento inoportuno* se refere a "encerrar" muito rápido ou chegar a uma conclusão prematura. Isso pode acontecer, por exemplo, quando você acha que a ligação vai demorar muito, havendo tendência a pensar: "Puxa, isso vai ser muito demorado por telefone, eu deveria atender pessoalmente". Embora isso possa parecer prático, se você não vai dedicar tempo a uma ligação telefônica (tendo em mente o que busca; ver Seção 1.4), não há muitos motivos para a ligação ocorrer. O desfecho padrão, ao tentar lidar com as ligações rapidamente, costuma ser o atendimento presencial. Dedicar tempo à ligação é um investimento. Você pode reduzir outros contatos inapropriados ou ganhar maior aceitação para as interações telefônicas no futuro.

As *pressões de tempo* podem e realmente levam a uma falta de coleta de informações. Para manter uma boa ligação e lidar com ela de maneira "eficiente", a pessoa que faz a triagem pode usar questões fechadas que resultem na falta de percepção de informações vitais. A pessoa que faz a triagem pode "cortar" o paciente ou cuidador quando tentam fornecer as informações para manter a ligação andando rápido, e isso pode afetar a relação e a "satisfação do interlocutor" (ver Seção 1.4). Quando as coisas dão errado em uma ligação, isso costuma estar relacionado à falta de coleta de informações pela pessoa que faz a triagem – "Ele não me disse isso" não é uma boa defesa. Sua chefia saberá se você fez questões suficientes para determinar o que era relevante e se pesquisou de forma suficiente a partir das informações de que dispunha.

Seguindo a partir dos dois pontos anteriores, a conclusão natural será de que há um risco de chegar a um *desfecho inadequado*, seja atendendo de forma presencial pacientes que não precisam ser atendidos ou deixando de atender aqueles que precisam de uma avaliação física e visual. Ambos os desfechos já foram abordados como riscos.

Por fim, uma *interação ruim* pode significar várias coisas, incluindo tudo o que já foi dito sobre os desfechos, problemas de comunicação levando à insatisfação do interlocutor e se os clínicos sentem que estão fazendo um bom trabalho. A satisfação do clínico é igualmente importante – você deve saber que agiu de modo adequado e ficar satisfeito com o trabalho. Um último risco associado à satisfação do clínico é o esgotamento. A realização de um número interminável de ligações pode fazer com que MFCs e enfermeiros se sintam como se trabalhassem em um centro de *telemarketing*, e não em medicina ou enfermagem. Quando você não gosta da tarefa que está realizando, não há estímulo para fazê-la de maneira adequada.

Pode haver outros riscos relacionados aos cuidados por telefone, mas o conhecimento dos riscos e da forma como se pode evitá-los ou manejá-los é a chave para uma consulta telefônica bem-sucedida e segura. Quaisquer que sejam os riscos, seu papel como clínico é decidir se eles superam os benefícios ou se são suficientemente grandes, quando então a opção mais segura costuma ser certificar-se de que o paciente receba um atendimento presencial.

É fundamental conhecer os riscos, mas o que você realmente procura obter com uma ligação telefônica?

1.4 O que você procura obter com uma ligação telefônica?

Muitas pessoas realizam a triagem telefônica sem de fato pensar sobre o que estão tentando obter usando o telefone para cuidar dos pacientes. Elas implementam as consultas telefônicas por diversas razões, algumas das quais já foram discutidas, como tentar reduzir a necessidade de atendimentos presenciais, manejar as demandas ou o excesso etc., ou apenas porque acham que devem oferecer o acesso por telefone, pois isso é "esperado" como parte de seu modelo de oferta de serviços. Uma visão e compreensão claras do propósito das ligações telefônicas o ajudarão a obter os resultados corretos se, por exemplo, você não estiver confiante sobre quando e por que devem ser fornecidos aconselhamentos por telefone (i.e., fornecer apenas conselhos sobre o manejo por autocuidado). Sem essa compreensão, você pode decidir encaminhar os pacientes a uma consulta presencial quando isso não é necessário. Se continuar sem confiança e ainda não tiver certeza sobre o trabalho por telefone, apesar de ler este livro e talvez realizar treinamento adicional, pode ser que você não seja a pessoa certa para realizar triagens por telefone. Atender todas as pessoas de forma presencial não é a melhor opção para você e seus pacientes, como já foi discutido. Se isso estiver acontecendo, pode ser que você precise pensar se não é melhor colocar outra pessoa da equipe, como um recepcionista ou atendente, para fazer algumas perguntas e programar uma consulta. Ter um clínico realizando avaliações telefônicas que não são efetivas apenas desperdiça tempo e aumenta a carga de trabalho. A triagem por telefone é uma *habilidade clínica* e, como qualquer outra habilidade clínica, você pode ser muito bom ou muito ruim nela – não é para todo mundo.

Então, o que você deve tentar obter? Acredito que há três princípios muito simples, mas absolutamente fundamentais, que você deve buscar na triagem por telefone, conforme resumido a seguir.

1 *Determinar se os pacientes precisam ser atendidos de forma presencial ou se suas solicitações ou problemas podem ser manejados por telefone.*
2 *Se eles realmente precisarem de atendimento presencial, definir quando, por quem e onde.*
3 *Fazer com que os pacientes ou as pessoas que fazem a ligação fiquem satisfeitos com a maneira com que seus problemas foram abordados – talvez, até, "felizes".*

Esses princípios podem parecer muito simples, mas você ficaria surpreso com a frequência com que deixam de ser compreendidos ou buscados. Outros objetivos parecem assumir o controle e resultar em uma ligação longa demais ou que não é segura. O problema mais comum que tenho encontrado é quando o clínico está determinado a "diagnosticar" o problema e focar nisso em vez de buscar um desfecho para a ligação o mais rápido possível. Em relação ao diagnóstico, eu compreendo e aceito que seja parte importante do trabalho clínico. Porém, em relação a uma avaliação que não inclua a confirmação física ou visual, o diagnóstico deve ser secundário, e não o objetivo primário. Cada ligação exigirá que você tenha um diagnóstico operacional ou diferencial sobre o qual deve basear sua tomada de decisões, mas é preciso *evitar a necessidade de continuar fazendo perguntas que só sejam importantes para o diagnóstico em vez de terminar a ligação quando se sabe o desfecho que ela vai ter.*

O atraso no cuidado pode causar danos; se passar muito tempo confirmando o diagnóstico não for algo que vá mudar o desfecho da ligação, *pare* a triagem e programe o atendimento presencial do paciente. Por exemplo, se houver suspeita de trombose venosa profunda ou de infarto do miocárdio a partir da coleta inicial de informações e pelo aspecto do paciente ao telefone, será que alguma questão sobre imobilidade ou se o paciente fuma ou tem hipertensão faz diferença para o desfecho de um atendimento em emergência? Não? Então, para que serve saber isso agora? *Faça com que o paciente receba atendimento presencial* – questões sobre causas e a realização de um diagnóstico definitivo podem aguardar até que o paciente esteja seguro.

A exceção ao princípio de parar de fazer perguntas após ter decidido que o paciente precisa de atendimento presencial é quando o questionamento adicional ajudará a estabelecer *quando* o cuidado deve ser oferecido, *por quem* e *onde*. Por exemplo, você pode atender um paciente que definitivamente precisa de exame físico, mas você não está completamente certo sobre se isso deve ser feito como urgência ou como atendimento de rotina e, assim, o questionamento adicional é feito para determinar o intervalo de tempo seguro para que o paciente receba atendimento presencial. De modo alternativo, pode ser melhor outro tipo de profissional de saúde, por exemplo, enfermeiro *versus* MFC, de modo que o questionamento adicional ajudará a confirmar isso, ou você pode precisar de mais questões para ter certeza de que o paciente não precisa de atendimento em serviço de atenção secundária em vez de primária. Infelizmente, tenho ouvido muitas ligações em que as perguntas são supérfluas para o desfecho – era óbvio, após um ou dois minutos, qual seria o desfecho da ligação, mas a ligação continua por muito tempo. Se alguém precisar de cuidados de urgência e o clínico continuar fazendo perguntas apenas para determinar ou confirmar o diagnóstico, vidas podem ser perdidas.

Outras razões para que as ligações continuem desnecessariamente aparecem quando o clínico simplesmente não sabe como encerrar uma ligação ou é "controlado" pela pessoa que fica perguntando sobre vários assuntos não relacionados com a solicitação original (ver Capítulo 6); quaisquer que sejam as razões para que a ligação se prolongue demais, pode haver pacientes em risco. Da mesma maneira, outros pacientes podem ter que esperar muito para receberem uma ligação, de modo que se deve ter em mente o primeiro e o segundo princípios do que se tenta obter para ajudar a focar a ligação e garantir que ela seja o mais oportuna possível.

E o último princípio? – *a pessoa atendida ao telefone deve ficar satisfeita no final da ligação* ou, até mesmo, "feliz". Por que isso é importante? Será que tem a ver com dar às pessoas o cuidado de que precisam? Bem, se a pessoa terminar a conversa achando que você não a escutou e, assim, não a ajudou, ou se você não ofereceu informações em termos compreensíveis, a interação não foi bem-sucedida. As pessoas podem não obter exatamente o que queriam, mas ainda podem estar satisfeitas com a maneira como foram atendidas. Se elas acreditarem que você de fato as escutou e abordou suas preocupações (reais ou não), ficam mais inclinadas a "gostar" de você e achar que cuidou delas. Assim, elas confiarão em você, seguirão seus conselhos e cooperarão de maneira mais integral, seja aceitando o desfecho da ligação ou fornecendo informações de melhor qualidade.

Como saber se alguém está satisfeito ou feliz? Muitos de nós simplesmente perguntariam: "Você está satisfeito com meu conselho?" ou "Está bem para você?". Um MFC me contou que perguntava às pessoas no final da ligação "Você está satisfeito com meu conselho?", e registrava que estavam satisfeitas *apenas* quando suspeitava de que não estavam. Ele considerava isso uma boa evidência em caso de alguma queixa, mas acho que ele estava praticando medicina defensiva. Isso é, até certo ponto, compreensível, mas, se havia suspeita de insatisfação, essa questão não deveria ter sido abordada durante a ligação?

Se você suspeitar que alguém não está satisfeito, o que pode fazer sobre isso? Primeiramente, assim que suspeitar de qualquer insatisfação, meu conselho seria de fazer algo a respeito. Não deixe para o final da ligação esta correção de rumo. Se você estabeleceu a "agenda" da pessoa no início da ligação (ver Capítulo 4), é muito mais fácil ajustar suas intenções com aquelas da pessoa desde o início em vez de tentar lidar com tudo no final.

Um exemplo típico seria quando a pessoa acha que precisa de antibióticos, mas você está cético em relação a isso desde o começo. Seus achados clínicos desde o início sugerem uma infecção viral, mas então você explica calmamente (e corretamente) no final da ligação o motivo de os antibióticos não serem a solução correta. Se a pessoa não gostar de você nessa hora, talvez por achar que não a escutou, ela estará inclinada a não acreditar em você. Você quer ter as pessoas na palma da mão, de modo que forneçam as informações necessárias e confiem na sua tomada de decisão. Isso só irá acontecer se estiverem satisfeitos com o seu manejo da ligação desde o início.

Como foi dito antes, muitas queixas não se referem ao desfecho clínico; elas são feitas em relação à maneira como o clínico atendeu à ligação. Tenho ouvido muitas ligações nas quais achei que os pacientes corriam risco por um desfecho inadequado, mas as pessoas terminaram a ligação satisfeitas por terem sido atendidas de uma forma considerada positiva. Em outros casos, o desfecho clínico era totalmente apropriado, mas as pessoas terminaram a ligação muito insatisfeitas, pois foram tratadas de modo rude.

Pense sobre o que está tentando obter ao realizar uma triagem por telefone. Você quer reduzir a necessidade de consultas presenciais, fazer revisões de problemas crônicos ou manejar de forma mais efetiva a carga de trabalho, por exemplo? A consulta telefônica o ajudará a alcançar algum desses objetivos se ela for realizada com sucesso concentrando-se nos três princípios que a devem guiar, mas, qualquer que seja a razão para realizar a consulta telefônica, tenha a certeza de objetivos claros e a confiança no manejo dos cuidados por telefone.

Se você quiser tentar prover o melhor aconselhamento possível por telefone (quando for seguro fazer isso), veja se as outras pessoas em sua organização trabalham com o mesmo objetivo. Revise as metas coletivas de sua equipe regularmente, de preferência munido de dados sobre os resultados obtidos como evidência de quão bem você consegue atingir suas metas. No final, trata-se de levar os pacientes até o nível adequado de cuidados, com o profissional correto, no local certo, na hora exata, mas pode ser necessário reconsiderar se o cuidado por telefone é o melhor para você e sua organização caso não esteja alcançando os resultados desejados.

Referências

1. Coleman A. Where do I stand? Legal implications of telephone triage. *Journal of Clinical Nursing* 1997; **6(3)**: 227-31.
2. Fortune T. Telephone triage: an Irish view. *Accident and Emergency Nursing* 2001; **9(3)**:152-6.
3. Soanes C, Hawker S. *Compact Oxford English Dictionary of Current English.* (3rd edn). Oxford: Oxford University Press, 2005.
4. Marsden J. An evaluation of the safety and effectiveness of telephone triage as a method of patient prioritization in an ophthalmic accident and emergency service. *Journal of Advanced Nursing* 2000; **31(2)**: 401-9.
5. Crow R A, Chase D, Lamond D, *et al.* The cognitive component of nursing assessment: an analysis. *Journal of Advanced Nursing* 1995; **22(2)**: 206-12.
6. Leprohon J, Patel V. Decision-making strategies for telephone triage in emergency medical services. *Medical Decision Making* 1995; **15(3)**: 240-53.
7. Tate P. *The Doctor's Communication Handbook.* (6th edn). Oxford: Radcliffe Medical Press, 2010.
8. Campbell JL, Fletcher E, Britten N, *et al.* Telephone triage for management of same-day consultation requests in general practice (the ESTEEM trial): a cluster-randomised controlled trial and cost-consequence analysis. *The Lancet* 2014; **384(9957)**: 1859-68.
9. Huibers L, Smits M, Renaud V, *et al.* Safety of telephone triage in out-of-hours care: a systematic review. *Scandinavian Journal of Primary Health Care* 2011; **29(4)**: 198-209.
10. Lattimer V, George S, Thompson F, *et al.* Safety and effectiveness of nurse telephone consultation in out of hours primary care: randomised controlled trial. *BMJ* 1998; **317(7165)**: 1054-9.
11. Pinnock H, Bawden R, Proctor S, *et al.* Accessibility, acceptability and effectiveness of telephone reviews for asthma in primary care: randomised controlled trial. *BMJ* 2003; **326(7387)**: 477-95.
12. Bunn F, Byrne G, Kendall S. Telephone consultation and triage: effects on health care use and patient satisfaction (Cochrane review). In: *The Cochrane Library*, Issue 3. Chichester: Wiley, 2004.
13. Thompson F, George S, Lattimer V, *et al.* Overnight calls in primary care: randomised controlled trial of management using nurse telephone consultation. *BMJ* 1999; **319(7222)**: 1408.
14. Curtis L, Burns A. *Unit Costs for Health and Social Care 2015.* London: Personal Social Services Research Unit, University of Kent, 2015.
15. Houts PS, Bachrach R, Witmer JT, *et al.* Using pictographs to enhance recall of spoken medical instructions. *Patient Education and Counselling* 1998; **35(2)**: 83-8.

Habilidades de comunicação

CAPÍTULO 2

2.1 Habilidades de comunicação ao telefone – elas são diferentes das habilidades de comunicação presencial?

As habilidades de comunicação e as técnicas necessárias para falar ao telefone e avaliar os pacientes são diferentes das habilidades de comunicação necessárias para uma interação presencial? Sim, elas são, por óbvias razões, mas muitos clínicos cometem o erro de subestimar a importância de compreenderem as diferenças. Não se trata apenas de dar e receber informações, mas sim de ter certeza de que você realmente escutou seu interlocutor e compreendeu a informação que ele forneceu.

Mais importante ainda, sua habilidade de comunicação ao telefone costuma depender de sua *relação com o interlocutor*. Se a pessoa considerar que recebeu atenção, irá gostar de você; se ela gostar de você, terá maior tendência a confiar em você; se ela confiar em você, tem mais chances de seguir seus conselhos e tomada de decisão. *Em resumo, o importante é a forma como a pessoa se sente em relação a você.* A relação entre um paciente ou cuidador e o clínico sempre depende de confiança, mas, quando se trata de comunicação ao telefone, é mais difícil desenvolver essa confiança – em especial se o interlocutor está preocupado com o fato de que "você não pode diagnosticar por telefone". Muitos pacientes e cuidadores acharão difícil acreditar que você possa cuidar deles sem tocar, olhar ou escutar algo neles. Você pode enfrentar uma barreira importante mesmo antes de começar a sua avaliação. Essa barreira só será superada se você souber como se envolver do modo que o interlocutor precisa que você o faça – e é aqui que reside a dificuldade. Podemos nos enganar em relação à maneira como a pessoa deseja a nossa interação com ela quando não se pode fazer uma avaliação visual.

Como sabemos, a base de qualquer interação telefônica é a boa comunicação, mas sob algumas circunstâncias muito especiais, como situações de urgência, ansiedade, estresse, ausência do exame físico e, algumas vezes, até ausência do paciente! Pode ser que você precise fazer um julgamento sobre os cuidados dos pacientes sem comunicação direta com eles, seja por meio de discussão verbal ou exame físico. Na triagem por telefone, pode ser necessário que você ajude pacientes que não estão presentes no momento da ligação e/ou com os quais você não pode se comunicar diretamente, por exemplo, se a língua materna é diferente da sua. É por causa desses problemas que a maneira de se comunicar é absolutamente vital. Uma comunicação ruim pode levar a erros de triagem e a danos; então, o que significa uma "boa" comunicação ao telefone?

Um diálogo efetivo

Uma boa comunicação ao telefone significa que você terá criado um diálogo efetivo, ou seja, é *uma troca equilibrada de informações que faz sentido para você e para o interlocutor e em termos que ambos compreendam*. Esse diálogo efetivo levará a uma triagem e a um diagnóstico mais acurados, reduzindo o risco de erros e de perda de informações vitais. Faz sentido que, se você não conseguir se comunicar de forma efetiva com o interlocutor, as chances de erro de triagem aumentem consideravelmente. Há muitas evidências disponíveis indicando que, em relação ao manejo de riscos na triagem por telefone, um dos maiores riscos e, portanto, causa de reclamações e incidentes indesejados está relacionado à comunicação. Pesquisas sugerem que a comunicação é uma fonte de risco clínico:[1]

- Para pacientes em termos de resultados clínicos e satisfação;
- Para clínicos em termos de seu bem-estar psicológico ou de receber uma reclamação ou ser processado.

Outras diferenças entre a comunicação presencial e por telefone

Há outras diferenças interessantes entre a comunicação presencial e por telefone que podem influenciar a interação:

- *A conversa por telefone costuma usar linguagem mais formal do que o diálogo presencial.* Vários estudos sugerem que, quando as duas partes não conseguem se enxergar, a linguagem usada soa mais como a linguagem ou linguística que estaria associada ao texto escrito. Essa formalidade pode fazer a interação parecer menos pessoal e, por sua vez, pode afetar sua relação com o interlocutor. É difícil construir um nível de confiança quando não há conexão em nível pessoal.
- *Você tem menos chance de obter um comprometimento por meio de negociação ao telefone.* Estudos sugerem que, quando há necessidade de negociação e as partes não conseguem se enxergar (e quando uma das partes tem suposta superioridade), o lado mais forte costuma vencer a negociação.[2] De modo inverso, em uma interação presencial, há maior chance de comprometimento mútuo. A ne-

gociação pode também utilizar outros atributos físicos, como acenos de cabeça tranquilizadores ou sacudidas de cabeça enfáticas. O contato visual direto pode trazer confiança e segurança. Quando adequado, o contato físico, como uma mão no braço tranquilizadora, também pode demonstrar que você está tentando se envolver com a outra pessoa e está "do lado dela". Ao falar por telefone, você não tem nenhuma dessas ferramentas disponíveis, o que torna mais difícil a negociação. O que você tem, no entanto, é o tom de sua voz, o que será discutido na próxima seção.

- *A falta de informações visuais pode levar a uma ausência de inibição social que pode afetar a conversa.* O fato de não poder enxergar o interlocutor contribui para que algumas pessoas se sintam "liberadas" ou fiquem emotivas mais rapidamente. Se houver períodos de silêncio ao telefone e você não tiver manifestado nenhuma forma de concordância ou "preenchimento" (p. ex., hum, sim, OK, entendo) para que o interlocutor saiba que você está ouvindo, a pessoa pode interpretar isso como "você não está me ouvindo". Em uma interação presencial, você pode demonstrar que está ouvindo alguém apenas olhando para essa pessoa ou inclinando sua cabeça para mostrar empatia. Como a pessoa pode nos ver, ela pode saber se estamos fazendo outra coisa, como estar de olho na tela do computador ou arrumar o consultório, e não precisamos preencher os espaços de silêncio. Ao telefone, um silêncio pode ser percebido como falta de interesse, o que pode tornar o interlocutor mais emotivo quando já pode estar agudamente estressado.

- É mais fácil *falar ao mesmo tempo que a outra pessoa por telefone.* Quando você pode ver a outra pessoa, é possível saber quando ela vai falar, ou você pode indicar que gostaria de falar levantando a mão ou se inclinando para frente e demonstrando sua intenção de interagir. Ao telefone, você não dispõe dessas indicações físicas, ficando mais fácil falar na mesma hora que a outra pessoa. Como sabemos, se você repetidamente falar na mesma hora que a outra pessoa sem reconhecer isso nem corrigir seu comportamento, o interlocutor pode achar que você está mais interessado em falar do que escutar, o que gera irritação, desgosto e desconfiança. Quando isso acontecer, é mais difícil se envolver com o interlocutor e, como resultado, pode ser que se obtenham menos informações ou que haja desacordo em relação ao desfecho da ligação.

Exigência *versus* expectativa

É fundamental para a habilidade de comunicação efetiva ao telefone a sua capacidade de compreender de forma acurada os desejos e necessidades do interlocutor, oferecendo a solução correta e os cuidados que o satisfaçam. Sabemos que isso nem sempre é possível, quando então a capacidade de fazer o interlocutor entender o motivo pelo qual você não pode satisfazer a sua solicitação ou exigência pode fazer toda a diferença entre a satisfação e o descontentamento. Usando habilidades de comunicação perspicazes, você pode conseguir transformar uma "exigência" em uma "expectativa". Para mim, uma exigência sugere que alguém está irredutível, enquanto uma expectativa implica que o interlocutor tem uma ideia do que deseja, mas está aberto à negociação. Na triagem por telefone, é muito mais desejável trabalhar com uma expectativa do que com uma exigência – em especial quando isso pode colocar em risco o paciente ou outras pessoas.

Muitos de nós iremos ceder ao que o interlocutor "exige" porque achamos que não vamos conseguir fazê-lo mudar de ideia. Por exemplo, o interlocutor pode insistir (exigir) em uma visita domiciliar e o clínico pode achar que não tem outra escolha, com medo de receber reclamações, mesmo acreditando que uma consulta ambulatorial seria o mais apropriado. Também pode ser tentador pensar que seria muito demorado tentar a negociação, pois o interlocutor deixou bem claro que insistirá em algo, como antibióticos ou uma consulta, em vez de ser aconselhado por telefone; então, por que desperdiçar seu valioso tempo tentando mudar isso? É mais fácil e às vezes mais eficiente ceder às exigências, mas se você se envolver com seu interlocutor de maneira que ele responda, terá mais chances de chegar a um plano de manejo mutuamente concordante. Sua capacidade de comunicação pode fazer toda a diferença para o interlocutor concordar com o desfecho proposto em vez de continuar exigindo uma consulta inapropriada (e cara), medicamentos inadequados ou uma consulta presencial quando isso não é necessário. As "expectativas" do paciente podem substituir as suas exigências, e isso é o que devemos buscar em uma triagem telefônica, mas como fazê-lo?

2.2 Como realmente nos comunicamos?

A partir de vários estudos, fica claro que, para haver comunicação, precisamos de uma pessoa que envia informações, de uma pessoa que recebe informações, da mensagem em si (a informação sendo trocada) e do uso de diferentes modos de comunicação, isto é, o telefone, a comunicação presencial, mensagens de texto, *e-mails*, cartas etc. As mensagens ou informações enviadas também passarão por uma forma de encriptação (codificação) e decriptação (decodificação) entre a pessoa que envia e a pessoa que recebe,[3,4] e é geralmente aí que ocorrem os erros de comunicação. Para que a comunicação seja efetiva, ela deve ser recebida e compreendida com clareza em ambos os lados. Em relação à triagem por telefone, a informação deve fluir em ambas as direções; do contrário, será alto o risco de erros de comunicação e, assim, de erros de triagem.

Os elementos da comunicação

Se pensarmos na comunicação como uma entidade completa, há vários elementos que são usados para comunicar, e estudos sugerem que, quando *há o envolvimento de pensamentos e sentimentos*, a comunicação consiste em linguagem corporal, tom de voz e palavras.[5,6]

Esses achados costumam ser mal-interpretados. Isso nem sempre está ligado à situação para a qual era planejado (i.e., ao comunicar pensamentos e sentimentos) e, como não está diretamente associado a uma relação médico-paciente, muitos de nós podem não querer aceitar esses achados como sendo aplicáveis em cenários de cuidados de saúde. Todavia, como sugerido antes, a triagem por telefone tem muito a ver com a construção de um relacionamento, o que inclui sua capacidade de interpretar e manejar os pensamentos e sentimentos de outra pessoa. Por fim, acredito que as consultas por telefone se resumam à forma como o interlocutor se *sente* em relação ao que está acontecendo e a como todos *pensamos* ter ocorrido a interação. Como clínicos, somos ensinados a considerar as ideias (pensamentos) e preocupações (sentimentos) de nossos pacientes e, assim, penso ser inteiramente apropriado usar os achados de Mehrabian e colaboradores[5,6] e aplicá-los ao cenário de cuidados por telefone.

Comunicação presencial

Quando questionados sobre de onde vêm as nossas informações, os três elementos relatados em situações de comunicação presencial costumam ser:

1. *Linguagem corporal* e comunicação não verbal – como acenos de cabeça, braços cruzados, contato visual, expressões faciais e qualquer coisa que compreendemos como resultado do que vemos.
2. *Tom de voz* – a forma como dizemos alguma coisa, as inferências que são usadas e como escolhemos enfatizar as coisas.
3. *As palavras* – o que de fato dizemos, a informação que é transmitida verbalmente.

Que proporção da comunicação presencial se dá por meio de cada um desses elementos (ver Figura 2.1)?

- 55% se relacionam com indicações visuais, isto é, linguagem corporal e expressão facial.
- 38% se relacionam com o tom ou a inflexão da voz.
- 7% se relacionam com o real conteúdo do que é dito ou as palavras usadas.

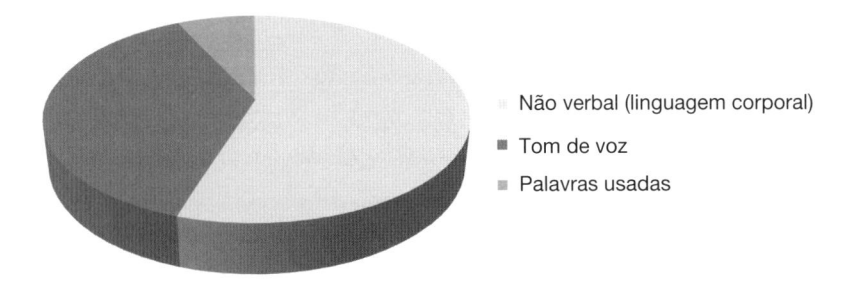

FIGURA 2.1 Comunicação presencial.

Comunicação por telefone

Em relação ao telefone, você não tem mais a linguagem corporal que antes respondia por 55% de sua capacidade de comunicação. Como não pode ver a pessoa, e ela não pode vê-lo, linguagem corporal e expressão facial não estão mais disponíveis, mas são substituídas pelo tom de voz e pelas palavras usadas (ver Figura 2.2).

Como você pode notar, *84%* de sua capacidade de comunicação estão agora diretamente relacionados ao tom de sua voz e apenas *16%* vêm do conteúdo ou das palavras usadas. Grande parte de sua avaliação, em especial no início, baseia-se em como você acha que alguém soa, seu estado físico (falta de ar, dor) ou como percebe que a pessoa se sente em relação a algo, isto é, ansiedade, aborrecimento, raiva etc. Isso não é necessariamente expresso de forma verbal, mas você capta essa informação a partir do modo como soa o interlocutor ou paciente (seu tom de voz e outros indicativos não verbais).

É difícil expressar a importância do tom de voz por meio de informação escrita, como estou tentando fazer aqui, mas pense em algumas ligações telefônicas em que você esteve envolvido: quanto de sua impressão de quão doente o paciente estava ou

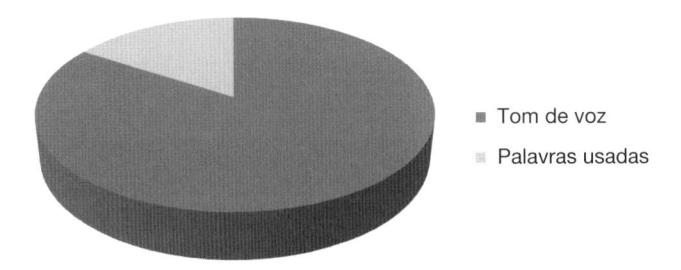

FIGURA 2.2 Comunicação por telefone.

não veio da informação real (as palavras) e quanto veio da forma como o paciente soava? Quantas vezes você pensou: "O pai estava realmente ansioso, de modo que achei melhor atender a criança?".

Essa decisão resultou do que o pai disse ou da maneira como você achou que ele soava? Mesmo que você seja novo em triagens telefônicas e ainda não tenha avaliado pacientes por telefone, pense nas conversas tidas com outras pessoas ao telefone. Quanto da compreensão da conversa resultou da forma como a pessoa soava, em vez do que de fato foi dito? Talvez você tenha falado com um membro da equipe em um centro de ligações telefônicas recentemente: seu nível de satisfação estava ligado à informação ou à forma *como* ela foi transmitida?

Não vamos esquecer, porém, que essa troca se dá nos dois sentidos. Podemos usar nosso tom de voz para expressar nossa ausência de preocupação como clínicos em relação ao que está acontecendo ou nossa urgência em terminar a ligação, ou controlá-lo para obter satisfação e ter certeza de que o interlocutor aceita nosso conselho para que busque atendimento de emergência.

Você percebe agora que muito da forma como achamos que uma ligação foi manejada se deve ao relacionamento e à maneira como interagimos com o interlocutor em vez das palavras ditas?

Telecarisma

Ao usar o telefone, é de fundamental importância que o que você fala seja claro, mas seu tom de voz também deve transmitir confiança no que diz, seu estado mental e atitude. Então, seu primeiro desafio é desenvolver *telecarisma*! O telecarisma é a personalidade ou caráter transmitidos por meio de sua voz e comportamento, deixando o interlocutor saber que está interessado nele e está ali para ajudá-lo o mais rápido possível. Alguns de nós podem ter uma "voz de telefone", aquela reservada apenas para o telefone, mas também precisa de uma personalidade de telefone com a qual pode se envolver com os interlocutores quase instantaneamente.

Você deve ter muitos "roteiros" ao realizar a triagem telefônica: roteiros que variam desde como se apresenta até o fornecimento de orientações sobre medicamentos ou autocuidados. O segredo da comunicação por telefone, porém, é nunca parecer ter um roteiro. Para todos os interlocutores, deve parecer como se fosse a primeira vez que você disse algo, que você está interessado somente nele e que não é a milionésima vez que você aconselha os pacientes a beberem bastante líquido quando estão com febre. Você faz isso usando o tom de voz – ao se concentrar apenas nas palavras, você soará falso e artificial. Quando isso acontecer, você pode perder o envolvimento com o interlocutor.

Então, como garantimos uma comunicação clara?

Quando se trata de triagem por telefone, nunca podemos garantir uma comunicação absolutamente clara, mas a compreensão sobre onde reside a possibilidade de problemas de comunicação reduz o risco de que isso aconteça. Um dos maiores problemas é quando a comunicação se dá em um sentido em vez de dois. Em geral, uma pessoa faz toda a conversação (envio) enquanto a outra faz toda a escuta (recepção). Isso significa que você não está necessariamente trocando informações em termos que ambos compreendam, pois não está verificando sua compreensão sobre a outra pessoa na impossibilidade de verificá-lo visualmente. Muitos de nós somos culpados de falar demais e não escutar o suficiente ao telefone, em geral porque achamos que o interlocutor nos contatou para um aconselhamento e, assim, cabe a nós oferecê-lo. Porém, esse conselho deve refletir o que o interlocutor solicitou de maneira intencional ou não verbal – não apenas o que achamos que ele precisa ouvir.

O que acontece se a informação fluir em apenas uma direção?

Para demonstrar uma situação em que a informação flui em apenas uma direção, tente o exercício a seguir para ver o que acontece quando é passada a informação em áudio ou "apenas voz".

EXERCÍCIO 2.1

Você precisa de pedaços de papel em branco (mas não canetas) e de outra pessoa para fazer o exercício com você (ou o número de pessoas que quiser). Uma pessoa deve agir como a que envia informações e a(s) outra(s) pessoa(s), como quem recebe a informação (seguindo as instruções de quem envia). Quando todos tiverem um pedaço de papel, a pessoa que envia deve solicitar que quem recebe siga as instruções (ver adiante), e a pessoa que envia fará exatamente a mesma coisa que quem recebe, *porém a pessoa que envia e aquela(s) que recebe(m) as informações não podem ver o que a outra pessoa está fazendo*, isto é, quem envia deve ficar atrás de alguma coisa ou de costas.

> *Quem envia: Segure o papel nas mãos e siga minhas instruções:*
> i. *Dobre o pedaço de papel uma vez.*
> ii. *Rasgue um dos cantos (enfatize a palavra "um" sempre).*
> iii. *Dobre o pedaço de papel uma vez.*
> iv. *Rasgue um dos cantos.*
> v. *Dobre o pedaço de papel uma vez.*
> vi. *Dobre um dos cantos.*

Agora peça que todos mostrem seus pedaços de papel e compare o pedaço de papel de quem enviou as informações com o do receptor. Quando a pessoa que recebe a informação não pode fazer perguntas e não pode ver o que a outra pessoa que envia a informação está fazendo, todos chegam ao mesmo resultado, isto é, um pedaço de papel que parece exatamente com aquele de quem enviou a informação, ou os papéis parecem diferentes? Eu diria que há um alto grau de variação entre os pedaços de papel, mas qual a sensação de não ver a outra pessoa e de haver comunicação apenas em um dos sentidos?

Isso é na verdade um modo muito útil de compreender o conceito de "enviar" e de "receber" e também de ver como até mesmo uma instrução simples pode ser interpretada de maneiras completamente diferentes. A ênfase na palavra "um", por exemplo, pode ser interpretada como rasgar apenas um dos cantos, mas, se o papel foi dobrado de modo que os cantos foram juntados, quem recebe a informação pode rasgar dois cantos.

Agora, ao telefone, sei que não está dobrando pedaços de papel com seu interlocutor, mas você muitas vezes troca informações em apenas uma direção; então, como sabe que houve entendimento?

Ilustração de comunicação em apenas um sentido

Um bom exemplo da vida real para a comunicação em apenas um dos sentidos costuma ocorrer quando você dá instruções ao interlocutor sobre como tomar um medicamento (por exemplo, dose e frequência). Se o interlocutor não lhe repetir o que entendeu, como saber que ele vai tomar a dose correta na hora certa? O único jeito de ter certeza é solicitando que ele repita acuradamente a instrução dada. Fazer isso sem parecer autoritário, ou sem perder o envolvimento com o interlocutor, intimidando-o por não confiar nele, é muito difícil. Descobri que uma boa maneira de pedir que o interlocutor repita algo para mim sem parecer nenhuma dessas coisas é focando em minha capacidade de dar a informação em vez de em qualquer desconfiança sobre a compreensão do interlocutor.

Por exemplo:

Você se importaria de repetir o que eu lhe disse para eu ter certeza de que passei todas as informações de que você precisava?

Ou

Pode ter ficado um pouco confuso. Apenas para ter certeza de que fui claro, você poderia me repetir o que eu lhe disse?

Ou

Você se importaria de me repetir isso para eu ter certeza de que ambos compreendemos o que vai ser feito?

Algumas vezes, achei útil dizer diretamente:

Para minha tranquilidade, você se importaria de me repetir isso para eu ter certeza de que fui claro?

Você consegue notar que, em todos os exemplos, a ênfase foi colocada no envio da informação ou em ambos os lados, em vez de soar como se eu estivesse checando se a pessoa recebeu corretamente a informação? Este método pode funcionar em quase todas as circunstâncias quando se quer verificar que a outra pessoa não apenas ouviu o que foi dito, mas também que compreendeu completamente a informação.

O que acontece quando a informação flui em ambos os sentidos, mas as pessoas não podem se ver?

Tente o exercício a seguir para ver o que acontece quando a informação pode fluir em ambas as direções, mas as pessoas ainda não podem se ver, como seria o caso em uma triagem telefônica.

EXERCÍCIO 2.2

É preciso outra pessoa para fazer o exercício com você.

Você precisa de 20 blocos de construção (daqueles com os quais toda criança brinca na sua infância), com 10 pares de diferentes tamanhos, formas e cores. A pessoa que envia e a que recebe as informações devem ter, cada uma, 10 blocos, um de cada par, isto é, elas devem ter os mesmos blocos. Sem deixar a outra pessoa ver, quem envia a informação deve construir um modelo pequeno, mas não demasiadamente simples, usando todos os 10 blocos. Certifique-se de que a pessoa que recebe a informação não consiga ver o modelo feito. Sentem-se de costas de modo que não consigam se ver (como em uma ligação telefônica) e descreva seu modelo para a outra pessoa, dizendo "construa *algo* que seja uma réplica exata do meu modelo seguindo minhas instruções". É importante que sejam usadas exatamente essas palavras e que você reitere que deve ser *algo* que seja uma cópia exata em caso de uma pergunta do tipo "As cores devem ser iguais?".

Dê apenas 4 minutos para que a tarefa seja completada e, se possível, peça que uma terceira pessoa lhes informe o tempo transcorrido ou restante a intervalos regulares. Se não houver uma terceira pessoa, coloque um relógio em algum lugar onde ambos possam enxergar, certificando-se de não excederem o limite de tempo.

Agora, sem virar e olhar um para o outro, e sem ver o que a outra pessoa está fazendo, quem recebe as informações deve verificar se consegue obter uma réplica exata do modelo de quem enviou as informações. No entanto, como isso é um exercício de comunicação em duas direções, lembre-se de que devem se perguntar todas as questões necessárias, mas sem se enxergar, até que tenha se passado o prazo de 4 minutos.

O modelo de quem recebeu as informações é semelhante àquele de quem passou as informações? Como você se sentiu ao completar a tarefa? Em sua opinião, o que facilitou e o que dificultou a tarefa? A restrição de tempo o afetou e, se foi esse o caso, por quê?

Eu arriscaria um palpite de que os modelos são diferentes, mas por que essa é uma boa maneira de demonstrar a comunicação em duas direções em uma triagem por telefone? Bem, o uso de um complexo modelo tridimensional (3D) representa quão difícil são as consultas telefônicas: a pessoa ao telefone é uma criatura complexa em 3D, a qual pode ter problemas para expressar o que está errado. Você deve construir uma imagem mental, ou modelo, do que está acontecendo, mas vocês começaram a tarefa sem definir que tinham que completar o modelo? Lembre-se de que as instruções eram de construir "algo"; elas não falavam em um modelo "completo". Em uma triagem por telefone, é muito fácil começar uma ligação sem estabelecer com certeza o que será avaliado (ver Capítulo 4).

Você se sentiu pressionado pelo tempo? É mais do que provável que a "contagem do relógio" o faça apressar o exercício, ou poderia fazê-lo se sentir frustrado, mas isso ficou evidente em seu tom de voz? Você e seu parceiro devem refletir sobre o que aconteceu durante o exercício, tentando pinçar o que funcionou para vocês, o que não funcionou e o porquê.

Durante o Exercício 2.2, com que frequência você enviou informações e com que frequência as recebeu? Após serem dadas algumas informações, a pessoa que estava construindo o modelo (o receptor) falou para seu parceiro como estava se parecendo para confirmar a sua compreensão das instruções? Se isso aconteceu, você está tentando trocar informações, mas se a pessoa que estava construindo simplesmente recebeu as informações e não passou nenhuma informação de volta nem fez perguntas, a troca se deu em uma direção, sendo mais provável que você termine com o modelo errado.

Em qualquer consulta telefônica, o clínico e o interlocutor devem regularmente trocar de papel; isso significa que você está tentando trocar informações, o que aumenta as chances de compreensão correta entre as partes. Você deve se perguntar: "Eu falei ou escutei o tempo todo, ou ocorreu um equilíbrio entre ambos?". Se foi este último o caso e você fez uma troca regular entre enviar e receber e assim por diante, isso significa uma troca de informações em duas direções e, automaticamente, uma consulta melhor. Algumas vezes, porém, não importa o quanto tentemos trocar informações, pode haver barreiras no caminho. Que tipo de barreiras são essas?

2.3 Quais podem ser as barreiras para a comunicação efetiva?

Há muitas coisas que podem afetar sua capacidade de comunicação ao telefone, e a mais comum é alguma forma de "barreira", a qual pode se originar de você, do interlocutor, de ambos ou de ninguém. Alguns desses problemas são abordados na seção sobre riscos da triagem (ver Capítulo 1, Seção 1.3), mas é útil revisitá-los aqui.

- *Conexão telefônica ruim ou recepção ruim de telefone celular.* Isso pode ser perigoso. Se você perder algumas palavras ou se o interlocutor não ouvir suas instruções ou perguntas, você deve decidir sobre o risco de desconexão, ligando de volta para o interlocutor a fim de melhorar a conexão, ou optar pela continuidade da ligação. Isso dependerá da natureza da ligação e de outras circunstâncias, como no caso de o interlocutor estar sozinho e vulnerável – uma conexão ruim seria melhor do que a ausência de conexão? Se o interlocutor não estiver correndo risco, eu sugeriria que você terminasse a ligação e tentasse de novo em vez de perder um tempo valioso tentando se comunicar. Isso só vai reduzir a sua confiança, o que, por sua vez, afetará a sua tomada de decisão.

- *Diferenças de idioma.* Essa é provavelmente a barreira mais comum para a comunicação, mas ela pode ser vencida usando um serviço de intérpretes ou um parente ou amigo que possa se comunicar em um idioma que ambos entendam. No entanto, se você escolher a realização da avaliação com o uso de algum desses métodos, a ligação se torna uma ligação de terceiros, o que pode aumentar os riscos de problemas de comunicação em vez de reduzi-los, de modo que isso deve ser lembrado. Se você realmente não conseguir se comunicar com o paciente em um idioma que ambos compreendam, pode se perguntar sobre o motivo da triagem, pois já deve ter decidido que o interlocutor deve receber atendimento presencial, mas lembre-se do segundo princípio – com que brevidade e por quem é algo que ainda precisa ser definido. Poderia ser útil ao menos ouvir como soa o paciente. Minha sugestão é você solicitar que o intérprete peça ao paciente para pegar o telefone e falar alguma coisa, como o seu nome e endereço ou data de nascimento. Na verdade, não importa o que vai ser dito, desde que se possa ouvir a forma como o paciente soa, pois isso pode ajudar a decidir se deve ser marcada uma consulta com mais brevidade em vez de mais tarde. Você pode considerar fazer isso antes de marcar automaticamente uma consulta presencial.

- *Dificuldades de aprendizado.* Isso costuma passar despercebido, ou você pode não se dar conta de que é um problema até que a consulta tenha avançado e fique claro que o interlocutor está se esforçando para compreendê-lo ou explicar as coisas. O nível de compreensão do interlocutor pode ser um risco, conforme discutido no Capítulo 1, e uma compreensão ruim pode impedir uma boa comunicação ou uma acurada troca de informações confiáveis. Quando há suspeita disso, provavelmente é mais seguro atender pessoalmente o paciente.

- *Problemas auditivos.* Em geral associadas a idosos, mas não exclusivamente, as dificuldades auditivas podem automaticamente impossibilitar uma troca de informações por telefone. Se o interlocutor estiver usando um serviço de digitação do tipo TypeTalk, o qual permite troca de informações por escrito de e para o interlocutor, isso retira 84% de sua capacidade de se comunicar, de modo que você deverá ter essa questão em mente ao lidar com interlocutores potencialmente enfermos. Se você não conseguir ouvir o interlocutor, poderá saber de fato quão doente ele está? Se tiver que gritar, devido ao problema de audição do interlocutor, o tom de voz de ambas as partes terá sido negativamente afetado, sendo, portanto, um meio de comunicação menos confiável.

- *Dificuldades de fala.* Uma pessoa que gagueja pode levar a uma conversa prolongada, devendo ser tratada com delicadeza para evitar que se corte a sua fala ou que se perca o envolvimento com ela. Também é provável que um paciente com esse tipo de problema mostre relutância em se envolver em uma conversa telefônica, de modo que o acesso a serviços utilizando tal método pode não ser adequado.

- *Estresse.* Já falamos sobre os efeitos do estresse sobre o interlocutor ou o clínico e sobre a forma como ansiedade, pressões de tempo, carga de trabalho etc. podem provocar isso. A tentativa de se comunicar em condições de estresse tem impacto em sua capacidade de transmitir e compreender informações, tornando a consulta potencialmente disfuncional. Abordar isso da maneira mais rápida possível durante a interação pode economizar muito tempo mais tarde. Você pode manejar seu próprio estresse em maior grau, mas a compreensão e o reconhecimento do estresse de seu interlocutor podem ajudar a eliminar uma parte do estresse dele.

- *Falta de conexão ou confiança.* Já discutimos a importância de sua relação com o interlocutor, mas, se ele não confiar em você, ou se você tiver uma conexão ruim, a comunicação pode ser negativamente afetada. Ele estará menos inclinado a fornecer informações e você pode terminar com uma conversa muito formal. Além disso, caso você suspeite de que não está recebendo informações suficientes, não terá confiança em sua tomada de decisão e provavelmente escolherá atender de maneira presencial pacientes que talvez não precisassem, ou arriscará não atendê-los quando isso pode ser necessário.

- *Ausência de indicativos sociais.* Alguns indicativos podem faltar em função de não se poder ver a outra pessoa, como a polidez ou a ausência de interrupção. Ao telefone, uma ausência de indicativos sociais pode levar a um estilo impessoal ou mais formal de comunicação, com menos negociação.

- *Má qualidade da história contada.* Algumas vezes, o interlocutor não é capaz de fornecer as informações necessárias para sua avaliação, pois não consegue recordar os fatos, como no caso de um paciente idoso que sofre de demência ou no caso de uma criança pequena. Em outras ocasiões, o interlocutor pode não ser capaz de fornecer a história pelo fato de não estar presente no momento, como quando uma mãe relata que pegou a criança doente na escola. Como não estava com a criança, ela não pode dizer o que aconteceu.

- *Ligações de terceiros.* Conforme discutido antes, esse pode ser um dos tipos mais arriscados de ligação, pois o paciente não está falando diretamente com você e, em alguns casos, pode nem estar presente no momento da ligação. Uma terceira pessoa pode não ter as informações corretas e, assim, as questões clínicas podem ser respondidas de maneira errada, levando a um desfecho incorreto para cuidados em nível muito alto ou baixo. Em alguns casos, porém, a barreira pode ser removida simplesmente ao pedir para falar com o paciente! Muitos adultos ligam em nome de outro adulto, o qual pode ser capaz de falar com você, mas que, por alguma razão, escolheu que outra pessoa fizesse a ligação em seu nome. O fato de que há uma terceira pessoa fazendo a ligação não significa que o paciente não possa falar com você.

- *Restrições de tempo.* Isso foi abordado no Capítulo 1, mas se o clínico parecer muito "dependente do tempo" e oferecer poucas explicações a seu interlocutor, não tentando construir um relacionamento com ele, o risco de ruptura da comunicação aumenta muito. Se o interlocutor ficar insatisfeito com a brevidade da ligação e com a falta de apoio emocional, pode não seguir os conselhos dados, com o potencial de se arriscar.

- *Atitudes e crenças do próprio profissional clínico.* O clínico pode ter um grau de viés como resultado de suas crenças, sejam elas culturais, religiosas ou sociais. Todos somos humanos e, algumas vezes, podemos deixar que nossas próprias experiências de vida influenciem nosso comportamento e dificultem a comunicação. O paciente "deprimido", cujo nome já o deprime, pode fazer com que você escute ou se comunique de forma menos efetiva, o que pode afetar sua atitude. Você pode ter uma determinada crença ou atitude fundamentadas na experiência pessoal, como uma reclamação ou incidente, o que pode fazer você começar uma ligação com um desfecho já predeterminado, o qual se esforça para obter a qualquer custo. Você para de ouvir qualquer informação que possa afastá-lo de onde deseja chegar e, assim, sua "atitude" em relação a uma ligação se torna uma barreira.

- *Percepções dos pacientes ou de seus sintomas.* Somos todos culpados de fazer suposições ou de presumir coisas em relação a nossos pacientes, em especial aqueles que são "pacientes frequentes", os quais ligam várias vezes por semana, mas é aí que está o perigo. Quando lidamos com interlocutores que ligam pelo mesmo problema ou por problemas semelhantes, é fácil começar sua avaliação antes mesmo de falar com eles. Você pode já estar decidido em relação ao desfecho da ligação e seu tratamento com base em seu conhecimento prévio do paciente ou na informação dada a você por um recepcionista ou outro membro da equipe. Quando isso acontecer, é provável que comece a ligação com a mente fechada, podendo perder uma peça vital de informação que poderia mudar seu aconselhamento. Você se lembra do risco de fazer suposições em uma ligação telefônica? Isso é mais prevalente quando se está lidando com pacientes com os quais já se está familiarizado.

Como superamos essas barreiras?

Algumas barreiras de comunicação podem ser superadas com planejamento antecipado, como o uso de intérpretes ou de uma terceira pessoa quando houver problemas de idioma ou dificuldades de aprendizado, conforme citado antes, mas, em muitos casos, a única barreira para a troca de informações é a simples falta de atenção. Se alguém não está escutando adequadamente, pode haver quebra da comunicação, sendo possível que você ou o interlocutor não recebam informações vitais.

Poucas pessoas são bons ouvintes; ouvir é diferente de escutar e não é algo fácil. Quando ouvimos, nem sempre escutamos, e, quando escutamos, nem sempre ouvimos. Raras vezes nos concentramos o suficiente ou confirmamos ter compreendido o que está sendo dito, e nos lembramos apenas de uma pequena parte das informações em um determinado momento. Para ouvir adequadamente, você precisa ouvir "ativamente".

Ouvir ativamente

Trata-se de uma maneira de ouvir e responder à outra pessoa, melhorando a compreensão mútua e focando a atenção em quem fala. Ouvir ativamente é "concentrar-se" o máximo possível, evitando coisas que possam distraí-lo e impedi-lo de oferecer uma atenção exclusiva para o interlocutor. Também é importante saber que se trata de deixar o interlocutor saber que você está ouvindo. Então, como ouvir ativamente?

- *Prestar atenção.* Algumas vezes, isso é mais fácil de dizer do que de fazer. Você deve se concentrar no que a outra pessoa está dizendo e deixá-la saber que você a está ouvindo. Dizer "sim", "OK" ou outro "preenchimento" permite que a pessoa saiba que você ainda está ali. O interlocutor pode mencionar algo quase casualmente e que você poderia deixar de perceber, a menos que esteja *de fato* prestando atenção. Se perceber que sua mente está vagando durante uma chamada, o que não é incomum quando se está lidando com várias ligações, pode ser necessário que você pense em estratégias para ajudar a aumentar seu foco. Simplesmente ser capaz de ficar de pé durante a conversa já poderia ajudar. Um serviço que conheci instalou bicicletas sob as mesas para reduzir os riscos do sedentarismo para sua equipe, e a atividade física também parece ter melhorado o ânimo necessário para manter o foco por longos períodos de tempo. Se isso for um problema real para você, será que se deve ao fato de não gostar de fazer triagem por telefone? Certa vez, um MFC me contou que costumava olhar outras coisas na internet enquanto fazia a triagem por telefone. Quando perguntei o motivo de ele precisar fazer isso, ele admitiu que não gostava nem um pouco de fazer o trabalho por telefone – talvez estivesse sabotando a si mesmo? Embora esse tipo de comportamento não possa ser aceito, foi muito honesto de sua parte admitir isso, demonstrando que o trabalho por telefone não é para todo mundo.

- *Confirmar, parafrasear e resumir.* Como clínicos, somos ensinados sobre a importância de confirmar, parafrasear e resumir regularmente enquanto coletamos uma história clínica. No trabalho por telefone, é ainda mais importante que você faça isso várias vezes durante uma ligação, dependendo da natureza e da complexidade do contato e da capacidade do interlocutor de compreender e se comunicar. Eu sugeriria um mínimo de três ocasiões como uma média, mas pode ser necessário fazer isso com maior frequência se a informação for mais complexa ou se você sentir que quer obter a informação em pequenas partes para garantir a sua acurácia. Se o interlocutor disser algo que você considera importante, deixe-o saber que está prestando atenção perguntando: "Então, apenas para esclarecer, entendi você dizer que...?", ou, parafraseando o que acabou de ser dito, repetir para ele: "Você está dizendo que...?". Antes de fornecer um desfecho para a ligação ou de dar um aconselhamento, você deve resumir o que ouviu e com o que concordou – tendo em mente que não há garantias de que o interlocutor esteja ativamente ouvindo você!

- *Perceber o ambiente emocional.* Compreender e lidar com qualquer situação excessiva ou incomumente emocional demonstra que você de fato está ouvindo ativamente. Isso também pode incluir a influência de drogas ou álcool, o que pode afetar a forma como as pessoas reagem emocionalmente. Você deve considerar deixar o interlocutor saber o que você percebe. Uma boa maneira de fazer isso é usando afirmações com "eu". Uma afirmação do tipo "eu" coloca ênfase no que você percebeu, em vez de apontar o dedo para o interlocutor verbalmente. Por exemplo, "*Eu* acho que ouvi alguma ansiedade em sua voz", "*Eu* percebi que você parece um pouco nervoso com a situação" ou "*Eu* estou certo em pensar que você andou bebendo esta noite?". Isso é muito melhor do que "*Você* parece ansioso", "*Você* parece nervoso" ou "*Você* parece ter bebido". Isso permite que o interlocutor acredite em sua percepção, mas não se sinta culpado, ou que reconheça sua percepção e talvez se sinta aliviado por estar ouvindo, aumentando, assim, o envolvimento com você.

- *Evitar o prejulgamento do paciente, do interlocutor ou do padrão de sintomas.* Quando faz um prejulgamento do que será discutido ou do que será ouvido, você começa a "pular à frente" e, então, há mais chances de que não preste atenção, pois seus processos mentais ficam fora de sintonia com o interlocutor ou a discussão (ver "Hábito de pular à frente" na próxima seção para mais informações). Conforme já discutido, o prejulgamento pode ser perigoso, pois você não ouve o que o interlocutor diz ou se fecha porque quer "confirmar" um julgamento/diagnóstico feito antes mesmo de pegar o telefone.

- *Ter cuidado com a "sobrecarga de informações".* Essa expressão se refere ao fato de que podemos processar apenas uma determinada quantidade de informação de cada vez. Se houver informação demais, não conseguimos assimilá-la, e a comunicação perde muita qualidade. Assim, certifique-se de fornecer apenas uma quantidade facilmente digerível de informações de cada vez, verificando que o interlocutor tenha compreendido a intervalos regulares antes de progredir para a nova porção de informações, em especial quando elas são complexas. Se o interlocutor estiver tentando fornecer informações demais de uma única vez, você deve tomar o controle da ligação de modo a poder absorver a informação com uma velocidade que lhe permita uma compreensão integral. Quando comecei a fazer triagem por telefone, tinha um hábito terrível de tentar fornecer muita informação sobre autocuidados. Após um tempo, percebia que tinha perdido completamente meu interlocutor, mas continuava fazendo aquilo apenas falando mais alto e mais rápido para tentar recuperar a sua atenção! Agora sei que é melhor fornecer pequenas partes de informação e fazer isso em etapas, reavaliando regularmente se o interlocutor quer ou precisa de mais informação antes de oferecer mais (ver Capítulo 4, Seção 4.5, "Como encerrar uma ligação?", para mais informações).

O que pode bloquear sua capacidade de ouvir ativamente?

Algumas das coisas que podem impedir que você ouça ativamente estão listadas a seguir:

1. *Distrações no ambiente.* Por exemplo, serviços movimentados, alguém sacudindo um papel à sua frente, outros telefones tocando ou outras pessoas em telefones perto de você. Poderia ser o ambiente do interlocutor a causar distração, como uma televisão com volume alto ao fundo ou alguém próximo gritando as respostas. Qualquer que seja a distração, tente manejá-la, em vez de ignorá-la. Isso terá impacto em sua concentração – consciente ou inconscientemente. Pergunte

ao interlocutor se ele se importaria de baixar o volume da televisão, pois você quer ter o máximo possível de segurança tendo a certeza de ouvir tudo que a pessoa diz. Observe que usei a palavra "segurança" em vez de "seria melhor". Isso costuma fazer com que o interlocutor perceba que há uma implicação clínica e que você o está tentando ajudar, em vez de apenas irritá-lo dizendo que não consegue ouvi-lo. O interlocutor também pode achar que se trata de ficar melhor para você e não para ele. Se a distração for causada por outra pessoa no ambiente médico, aconselho que se adote uma cultura de "*Se estiver ao telefone, não perturbe*". Pode ser arriscado tentar ganhar a atenção de alguém quando está ao telefone, pois se podem perder informações valiosas ou elas podem ser ouvidas de forma errada. Como clínicos, também temos culpa de fazer isso com outras pessoas ao telefone, como recepcionistas. Já vi muitos exemplos de MFCs ou enfermeiros avisando para recepcionistas que estão saindo do prédio ou colocando algo em suas mesas enquanto dizem o que deve ser feito com aquilo. Eles esperam que os recepcionistas não apenas compreendam tudo quando estão ao telefone, mas que também sejam capazes de dar atenção completa a seus interlocutores. Isso não é possível – por favor, tentem não distrair outras pessoas ao telefone, em especial se estão perguntando a alguém sobre um problema. Informações importantes podem ser perdidas, as quais podem fazer falta para você. Eu recomendaria que, ao realizar a triagem, você peça que as outras pessoas não o perturbem. O trabalho ao telefone é uma atividade de áudio; quando alguém bate a sua porta ou "aparece" entre as ligações, se transforma em atividade visual, e seu cérebro deve retornar a uma atividade auditiva a partir de uma atividade visual, podendo apresentar uma resposta mais lenta. Isso também pode ser um problema ao fazer ligações nos intervalos entre as consultas. Tente fazer apenas uma das duas atividades em vez de ambas, embora eu entenda que isso nem sempre seja possível.

2. *Hábito de pular à frente*. Os cientistas acreditam que conseguimos pensar em aproximadamente 500 palavras por minuto, ouvir 250 palavras em um minuto e falar cerca de 125 palavras por minuto. Assim, podemos pensar com velocidade mais de três vezes maior do que falamos, de modo que é muito fácil tentar pular à frente e ser mais eficiente, mas nesse caso você pode deixar de ouvir enquanto prepara as suas respostas. Os clínicos são ensinados a usar a heurística, ou atalhos, ao fazer diagnósticos, mas, sem a confirmação visual e física, isso pode ser perigoso. Tente ficar com seu interlocutor em vez de guiar a conversa com o seu próprio ritmo, caso contrário pode deixar de perceber algo.

3. *Devaneios mentais*. Como seres humanos, somos todos suscetíveis a que nossas mentes devaneiem durante uma conversa, em geral porque algo é mencionado e dispara nosso cérebro para outra direção. Por exemplo, alguém pode mencionar dor cervical após um acidente de carro e você lembra que deixou vencer o segu-

ro de seu carro – antes que perceba, isso já virou o seu foco em vez da ligação! Embora seja possível fazer várias tarefas ao mesmo tempo ou realizar um trabalho pensando em outra coisa, se você estiver pensando sobre o que vai comer no almoço, nas outras coisas que deve fazer durante o dia, em quem está pegando os filhos na escola ou em quantas outras ligações tem que fazer enquanto atende a uma ligação, é possível que não esteja ouvindo adequadamente.

4. *Filtros emocionais*. É aquele paciente deprimido ligando outra vez? Quando você fica desconfortável durante uma ligação por causa de alguma questão particular sua, pode começar a ficar distante, pois a ligação não é algo de que esteja gostando ou na qual esteja interessado. Por exemplo, você pode ficar desconfortável ao ouvir alcoolistas ou pessoas que estejam sob efeito de álcool, pois alguém do seu círculo familiar ou de amigos pode ser afetado pessoalmente pelo alcoolismo. As ligações lhe são desconfortáveis e você não gosta da situação e, assim, deve ser muito cuidadoso para não "filtrar" informações com o intuito de terminar logo a ligação. Você está realmente dando atenção exclusiva ao interlocutor? Bons ouvintes evitarão que filtros emocionais influenciem de forma desigual a interação.

5. *Uso do seu "terceiro ouvido"*. Todos somos culpados de, algumas vezes, usar nosso "terceiro ouvido". Isso acontece quando se insiste que ambos os ouvidos estão escutando o paciente ou interlocutor, mas, então, você capta um fragmento de alguma outra conversa ao redor ou escuta alguém citar o seu nome. Assim, você começa a participar de outra conversa enquanto está ao telefone, talvez sem que o interlocutor perceba. Se você estiver ouvindo a algo mais além do interlocutor ou participando de outra atividade, está de fato ouvindo o interlocutor ou está distante dele?

A natureza humana e as coisas fora de nosso controle sempre significarão que podemos deixar de ouvir ativamente. *A chave, porém, é estar consciente de quando isso ocorre*. Consciência significa que você pode decidir se precisa pedir ao interlocutor que repita algo a fim de garantir que não se perca informação vital. Algumas vezes é útil repetir uma parte do que o interlocutor disse e, depois, perguntar: "Perdi alguma parte?", como forma de captar qualquer informação que possa ter sido perdida. Por fim, você nunca deve ter medo de dizer ao interlocutor que não captou alguma coisa, pois isso é o mais seguro a ser feito. Outra estratégia é dizer que alguém o distraiu ou que deixou cair sua caneta etc. – lembre-se de que o interlocutor não consegue vê-lo e essa seria uma desculpa razoável para a distração!

Espero tê-lo convencido sobre a importância de compreender a diferença entre comunicação presencial e comunicação por telefone. Após compreender as diferenças e como manejar as restrições da comunicação por telefone, ficará mais fácil – e você pode até melhorar sua comunicação presencial. Conhecer as barreiras pode ajudá-lo a manejá-las ou a decidir que a barreira não pode ser superada e que, assim, a coisa mais segura é atender o paciente de forma presencial. Algumas vezes, porém, podemos ser responsáveis por afetar a maneira como um paciente se comunica conosco. Por exemplo, faz diferença a forma como respondemos a uma pergunta?

Referências

1. Thomas M. *Clinical Risk Management in Primary Care*. Oxford: Radcliffe Publishing, 2005.
2. Morley I, Stephenson G. *The Social Psychology of Bargaining*. London: Allen & Unwin, 1977.
3. Gibson JL, Ivancevich JM, Donnelly JH, *et al. Organizations: Behavior, Structure, and Process*. (14th edn). Boston, MA: McGraw-Hill Irwin, 2012.
4. Kreitner R, Kinicki A. *Organizational Behavior*. (7th edn). Boston, MA: McGraw-Hill Irwin, 2007.
5. Mehrabian A, Wiener, M. Decoding of inconsistent communications. *Journal of Personality and Social Psychology* 1967; **6:** 109-14.
6. Mehrabian A, Ferris SR. Inference of attitudes from nonverbal communication in two channels. *Journal of Consulting Psychology* 1967; **31(3)**: 248-52.

Técnicas de questionamento

CAPÍTULO 3

3.1 Há um modo correto de fazer perguntas?

Muitos clínicos dizem que não gostam de triagem por telefone pelo fato de conseguirem muito pouca informação a partir do interlocutor para fundamentar sua avaliação. Em minha opinião, grande parte das informações ruins recebidas costuma resultar da realização de perguntas inadequadas. Um componente fundamental de sua triagem é ter uma compreensão das distintas técnicas de questionamento que podem ser necessárias em diferentes momentos ao longo da mesma ligação. Isso garantirá que você obtenha informações relevantes e confiáveis a partir das quais possa decidir de forma precisa, acurada e segura. Isso também depende da capacidade do interlocutor de fornecer as informações solicitadas, o que nem sempre é possível, não importando de quantas maneiras diferentes você tente formular a mesma questão.

Não existe uma fórmula mágica quando se fala em técnicas de questionamento, que serão vistas na próxima seção, mas a forma como você faz as perguntas é fundamental. Lembre-se, a forma *como* você formula a questão é tão importante quanto *o que* você realmente pergunta. Ouço muitas ligações nas quais parece que os interlocutores estão fornecendo as respostas que acreditam que o clínico está buscando, em vez de uma resposta espontânea. Isso é mais comum com questões fechadas – mas não apenas com elas. Pode ser que o tom de sua voz demonstre ao interlocutor o que deve responder, assim como o estilo da pergunta usada. Por exemplo, se você perguntar a uma mãe: "A garganta do seu filho está vermelha?", é provável que obtenha uma resposta positiva. Porém, se você disser: "A garganta dele não está vermelha, ou está?", e usar um tom de voz para sugerir que espera uma resposta negativa, isso é o que provavelmente obterá.

A forma como você faz a pergunta influenciará diretamente a resposta obtida. Questões abertas sugerem que você não procura nada em especial, mas você pode demorar muito tempo tentando chegar ao ponto, ao passo que questões fechadas podem direcionar o interlocutor e você pode terminar com informações totalmente incorretas ou não confiáveis. A maioria das interações deve usar uma mistura de questões abertas, fechadas e facilitadoras, talvez com a exceção de possíveis situações de emergência (mais sobre isso na próxima seção). Muitos enfermeiros que fazem triagem telefônica utilizam um sistema de suporte à decisão clínica (SSDC), como o NHS 111 no Reino Unido, ou outros sistemas disponíveis a partir de provedores comerciais (ver Capítulo 9). Esses sistemas se baseiam principalmente em questões fechadas, com respostas do tipo "Sim" ou "Não", para conduzir uma avaliação de acordo com um algoritmo e chegar a um desfecho. O enfermeiro pode, então, concordar com esse desfecho ou pode não ser capaz de rejeitá-lo, conforme os procedimentos do empregador. Acredito que o ponto principal para entender esses sistemas, após ter usado vários diferentes ao longo de minha carreira, é que o usuário precisa perceber que os pacientes não são apenas bidimensionais. O sistema pode precisar de uma resposta simples do tipo "Sim" ou "Não", mas o paciente muitas vezes diz apenas: "Bem, de certa forma...".

Algumas vezes, os interlocutores e os pacientes tentam dar uma resposta simples positiva ou negativa e, assim, a habilidade do clínico reside em tentar descobrir a informação correta sem direcionar o interlocutor nem ser vago demais. Será necessário, às vezes, "despistar" o interlocutor! Isso significa tentar obter informações de boa qualidade sem que o interlocutor saiba o que você está tentando confirmar ou descartar, fazendo perguntas de uma forma menos direta. Assim, você obterá uma resposta mais honesta e significativa. Por exemplo, se eu perguntar ao paciente se ele está apresentando intolerância à luz, algo como: "A luz incomoda seus olhos?", esta é uma questão direta que pode levar o paciente a dar uma resposta falso-positiva ou falso-negativa. Porém, se eu perguntar onde o paciente está e o que faz no momento (p. ex., assistindo à televisão, no trabalho em frente ao computador) ou se as cortinas estão abertas ou as luzes acesas, posso descobrir se ele tem fotofobia sem perguntar isso diretamente. Se ele respondeu que teve de fechar as cortinas ou que estava desconfortável com as luzes ligadas, fica mais fácil acreditar que haja fotofobia.

A maneira como uma pergunta é feita pode afetar diretamente as respostas obtidas. Aprender não apenas o melhor tipo de pergunta, mas também a forma como fazê-la para garantir que o interlocutor não esteja dando informações incorretas, é uma das principais habilidades necessárias para as consultas telefônicas. Então, qual é a melhor técnica?

3.2 Que técnicas devem ser usadas?

Os três tipos mais comuns de técnicas de questionamento usadas nas interações telefônicas são:

1 Questões abertas;
2 Questões fechadas;
3 Questões facilitadoras.

A maioria das consultas exige uma mistura de todos os três tipos em algum momento, mas, quando possível, as questões abertas e facilitadoras costumam ser as mais efetivas. Contudo, há situações em que as questões fechadas também precisarão ser usadas. Uma boa técnica é a "abordagem do funil". Nela, você começa com perguntas abertas e/ou facilitadoras e, depois, usa questões fechadas para estreitar ou confirmar a informação a fim de chegar ao desfecho (ver Figura 3.1).

Questões abertas

Uma boa triagem telefônica conterá muitas questões abertas, o que permite que o interlocutor fale com suas próprias palavras. Mas você pode obter informações tanto com questões abertas quanto com questões fechadas – desde que dê tempo suficiente para o interlocutor responder. Uma questão aberta pode fornecer todas as respostas a muitas das questões fechadas que você está prestes a fazer.

Características e vantagens das questões abertas

- Elas pedem que o interlocutor pense e reflita sobre a situação. Ao refletirem junto com a pessoa que faz a triagem, muitos interlocutores começam a entender o que está acontecendo de maneira mais efetiva, podendo até se autodiagnosticar. Eles também podem perceber que há outros sintomas mais significativos que devem ser considerados, mas que não eram a sua preocupação primária até serem questionados sobre o que estava acontecendo de uma forma mais geral e aberta.

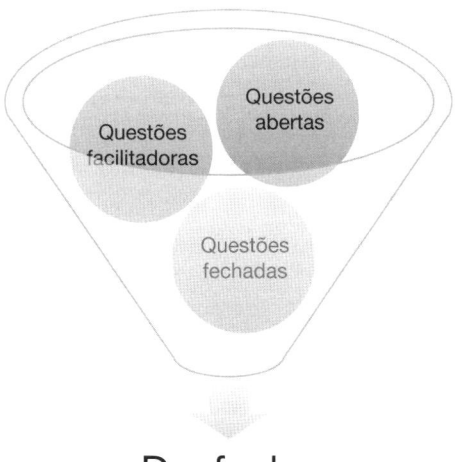

FIGURA 3.1 A técnica do funil.

- Elas dão ao interlocutor a oportunidade para expressar suas preocupações, opiniões e sentimentos. Ao receberem permissão para falar sobre o problema com suas próprias palavras, muitos interlocutores transmitirão o que realmente os incomoda ou o que acham que deve acontecer. Conhecer as preocupações principais do interlocutor pode ajudar o profissional a manejar a triagem de modo efetivo para um desfecho em conformidade para ambas as partes (ver Seção 4.3, subseção "Defina os interesses do interlocutor").

- Elas ajudam o interlocutor a perceber a extensão de seu problema. Após dizerem o que está acontecendo, muitos pacientes não apenas irão se autodiagnosticar, como também podem dizer a você o que acham que deve acontecer, ou perceber que seu problema é menos significativo do que tinham originalmente pensado e que ele pode ser manejado com autocuidado. De modo alternativo, os interlocutores podem perceber que esta é uma situação mais perigosa do que haviam pensado, precisando de atenção imediata.

Desvantagens das questões abertas

- Você perde o controle da conversa. Muitos clínicos irão ativamente evitar questões abertas com receio de perder o controle da ligação. Eles se preocupam que o interlocutor comece a divagar ou mude o rumo da conversa, havendo perda de tempo. Isso certamente é verdadeiro em alguns casos, mas, até ter certeza disso, você deve usar questões abertas. Uma questão aberta prestando atenção na resposta do paciente pode até economizar tempo, pois é capaz de fornecer todas as informações necessárias para chegar a um desfecho.

- É esperado que você encontre uma solução para os problemas do interlocutor! Ao formular uma questão aberta, alguns interlocutores sentirão que, após terem dito qual é o problema, este passará a ser de sua responsabilidade. Agora o problema é tanto seu quando deles, e cabe a você encontrar a solução.

- Elas podem levar a pausas e a uma conversa truncada se o interlocutor estiver relutante em falar. Alguns interlocutores não se sentem confortáveis com questões abertas por várias razões. Alguns simplesmente têm dificuldade para tentar descrever algo, enquanto outros querem que você faça questões fechadas, pois não têm certeza sobre o que está sendo buscado. Em ambos os casos, isso pode resultar em uma conversa muito truncada, o que afeta a interação e, potencialmente, o desfecho da ligação.

Quando seria provável usar questões abertas?

- No início de uma conversa.
- Para ajudar o interlocutor a se abrir caso ele pareça muito quieto ou relutante.
- Para fazer o interlocutor se sentir bem em relação a você – isso demonstra que você está preocupado com seu problema de saúde e, assim, há maior envolvimento e mais chance de que o interlocutor siga as orientações.

Exemplos típicos de questões abertas

- Pode me falar sobre seu problema atual?
- Como posso ajudá-lo?
- Pode descrever a dor para mim?
- O que isso parece ser para você?
- O que exatamente está preocupando você?

Questões fechadas

Com certeza, há momentos em que as questões fechadas são adequadas, mas, infelizmente, muitos de nós usarão questões fechadas na hora errada ou pela razão errada. Por exemplo, costumo ouvir o uso de questões fechadas quando a pessoa que realiza a triagem está ocupada ou tem várias ligações para fazer. Ela acredita que a questão fechada fará com que se chegue a um desfecho (e ao final da ligação) de modo muito mais rápido. Porém, ela pode levar o interlocutor e, então, você a muitos falso-positivos e falso-negativos, o que poderia tornar o desfecho inseguro ou inapropriado.

Características e vantagens das questões fechadas

- Elas precisam apenas de uma resposta sim ou não, ou podem ser respondidas com uma única palavra ou frase curta.
- Elas são rápidas de responder.
- Elas o ajudam a manter o controle da conversa focando o interlocutor e obtendo rapidamente informações específicas.

Desvantagens das questões fechadas

- Elas podem levar o interlocutor a dar uma determinada resposta, especialmente se forem feitas junto com uma questão do tipo "não é mesmo...?" ou "pode ser que...?". Esse talvez seja o maior risco com as questões fechadas.
- Elas limitam o interlocutor, não permitindo que ele expresse suas preocupações ou opiniões. Quando você só permite uma resposta curta, o interlocutor pode achar que não deve mencionar algo se isso não for relevante ou importante para você, mas isso poderia ser muito importante para o interlocutor. Isso pode fazer a diferença para a tomada de decisão.

Quando seria provável usar questões fechadas?

- Quando você quer confirmar alguma informação parafraseando e pedindo que o interlocutor responda "Sim" ou "Não" para conferir a sua compreensão.
- Quando você deseja estreitar as informações necessárias limitando o interlocutor a dar apenas informações específicas.
- Quando você precisa resumir a conversa fazendo um apanhado geral e pedindo que o interlocutor confirme seu resumo, conforme citado antes na técnica do funil.
- Em uma emergência ou quando você precisa descobrir os fatos depressa, pois o paciente pode estar correndo risco com o prolongamento de sua tomada de decisões. Por exemplo, no caso de "dor torácica", deve-se rapidamente definir quão doente está o paciente e se há sintomas do tipo "bandeira vermelha", usando as questões fechadas importantes. Apenas após determinar que o paciente está seguro é que se deve reverter para as questões abertas.
- Quando você deseja manter o controle da conversa. Algumas vezes, apesar das melhores intenções, seu interlocutor pode ficar devaneando e você deve assumir o controle para ter certeza de que a triagem será eficiente e efetiva. O uso de questões fechadas pode focar o interlocutor e permitir que você faça o manejo da ligação de maneira oportuna – mas esteja atento à forma como conduz o interlocutor.

Alguns exemplos típicos de questões fechadas

- Ela vomitou?
- Ele tem dor de cabeça?
- A dor é na parte inferior das costas?

- Quando isso começou?

Tenha cuidado com múltiplas questões fechadas

Uma palavra final sobre o uso de questões fechadas: esteja ciente do risco de fazer múltiplas questões fechadas em uma frase. Por exemplo, "Você teve dor de cabeça, vômitos ou febre?". Se o interlocutor responder com um único "Sim" ou "Não", isso se refere à dor de cabeça, aos vômitos ou à febre, ou a todos os três? Se você fizer múltiplas questões, terá de fracioná-las em perguntas distintas para ter certeza de que sua compreensão sobre cada resposta está correta.

Questões facilitadoras

O terceiro tipo de questão é a facilitadora. O modo mais fácil de pensar nela é como uma questão de múltipla escolha que oferece opções para o interlocutor escolher ou que permite que ele sugira suas próprias opções. As questões facilitadoras podem ajudar na descoberta de informações sem permitir que o interlocutor "devaneie" (um dos riscos das questões abertas) e sem conduzir expressamente (o risco clássico de uma questão fechada). As questões facilitadoras oferecerão respostas às suas perguntas, sendo elas mais confiáveis do que as respostas das questões fechadas, em especial se o interlocutor tiver fornecido sua própria opção em vez de selecionar uma dentre as opções originalmente fornecidas. Essa também é uma boa maneira de "despistar" o interlocutor, conforme citado antes. Ao oferecer respostas diferentes, você se sentirá mais confiante em relação à resposta.

Quando as questões facilitadoras costumam ser usadas?

- Em situações de crise, quando você precisa das informações rapidamente, mas não quer conduzir o interlocutor.
- Quando você deseja estreitar as informações oferecendo opções para ajudar na sua compreensão.
- Quando quer estimular o interlocutor a se abrir, mas não quer lhe passar o controle total da conversa. Ao oferecer opções, o interlocutor pode escolher uma delas, mas também pode escolher uma nova na qual você não havia pensado.

Exemplos típicos de questões facilitadoras

- O sangue é vermelho-vivo, marrom ou vermelho-escuro?
- Você descreveria a dor como sendo constante ou do tipo intermitente?

- Se você passar a mão sobre a erupção da pele, ela está elevada ou é plana?

Observe que, em todos os casos, há respostas sugeridas. Pode-se colocar tantas opções quanto forem desejadas, mas deve-se estar preparado para o surgimento de alguma nova opção. Quando obtiver alguma informação, você deverá decidir o que deve ser questionado com mais profundidade ou o que pode ser ignorado com segurança, isto é, quando você deve não apenas sondar, mas também aprofundar a busca. Então, como se faz isso?

3.3 Quando você sonda e quando aprofunda a informação?

Durante uma interação telefônica, você deverá desenvolver a habilidade de saber quando sondar inicialmente e quando aprofundar a busca. No começo da ligação, deverá sondar o que está acontecendo, fazendo um tipo de "panorâmica" da situação. Após essa compreensão inicial do contexto, você precisa decidir o que deve ser aprofundado em maiores detalhes. Poderá ser necessário voltar para uma impressão geral da situação em seu resumo. No Capítulo 4, discutiremos sua abordagem para a realização das ligações, mas, em relação à coleta da história clínica, você pode receber informações irrelevantes ou, de modo inverso, de especial importância. Seu papel como realizador da triagem é determinar o que é útil e quando deve ativamente tentar descobrir mais evidências. Muitas vezes, podemos perder tempo avaliando sintomas que não são relevantes para a triagem atual ou perder o rumo sendo conduzidos pelo interlocutor (ver Capítulo 6).

A abordagem para a *sondagem* inicial é usada quando você precisa obter rapidamente pedaços de informações e, em alguns casos, tomar uma decisão rápida, por exemplo, ao lidar com uma emergência. Todavia, após descartar a necessidade de uma resposta de emergência, você deve passar mais tempo obtendo mais informações detalhadas (*aprofundadas*), como seria o caso, por exemplo, de uma dor abdominal inespecífica. A maioria das triagens utiliza ambas as abordagens: obter porções significativas de informação no início para garantir que uma resposta de alta prioridade possa ser descartada e, depois, obter detalhes suficientes para assegurar que tudo seja abordado, sem perder tempo com informações irrelevantes. Você usará as diversas técnicas de questionamento já discutidas em sua busca por informações importantes – mas o que são informações "importantes"?

Como receber uma ligação

CAPÍTULO 4

4.1 Há um modo correto de receber uma ligação?

O objetivo de todas as consultas é obter informações importantes e saber o que deve ser descartado como irrelevante. Então, como fazemos isso? Uma das maiores falhas das triagens é a falta de estrutura da ligação e, em especial, a falta de estrutura ao coletar a história clínica. Em nossa formação como clínicos, somos ensinados a obter a história clínica em consultas presenciais. Para alguns clínicos, todavia, a obtenção da história clínica torna-se caótica quando são removidos os aspectos visuais e físicos. Em certos casos, parece que as questões surgem do nada e que não há metodologia ou, na verdade, organização na ligação. Uma das coisas mais importantes a serem observadas na triagem por telefone é trabalhar com uma boa estrutura, o que o ajudará a:

- Minimizar o risco de perder alguma informação;
- Melhorar o processo de coleta de informações;
- Pensar de forma mais clara;
- Aumentar sua confiança.

Uma configuração simples a ser buscada é a clareza de início, meio e fim – e isso não significa ser autoritário. Algumas ligações começarão assim:

Clínico: Qual é o problema?
Interlocutor: Ele (o paciente) está com algumas manchas vermelhas na barriga, com pequenas bolhas. Está com febre e não está se sentindo muito bem.
Clínico: Parece que poderia ser catapora.

O clínico já deu o diagnóstico logo no início, o que deveria ser reservado para o final da ligação ao delinear o plano de tratamento. Ao oferecer o diagnóstico no início, o clínico não apenas arrisca o "viés da confirmação", citado no Capítulo 1, mas também dá ao interlocutor uma informação que ele capta e absorve. Seria incomum, mas, se você fosse o clínico, que tal se, após um questionamento maior, você mudasse de ideia e decidisse que a erupção cutânea é atípica ou que há outros sintomas que não se encaixam no quadro clínico da catapora? Ou, talvez, na metade da ligação, se você dissesse: "Acho que devemos ver o paciente", mas continua fazendo perguntas e decide, por fim, que não há necessidade de atender o paciente? Isso passará a impressão de que não tem certeza sobre o que diz, e o interlocutor pode perder a confiança em você. Mesmo se achar, na metade da conversa, que um paciente deve ser atendido, tente não dizer isso até o momento apropriado da ligação. A declaração prematura do desfecho pode não apenas fazer o interlocutor perder a confiança, mas também afetar as perguntas que você faz, podendo haver um "prejulgamento" do que está acontecendo ou do desfecho que será escolhido – um risco para o paciente e para quem realiza a triagem.

As ligações podem ser estruturadas utilizando-se protocolos de triagem telefônica específicos para determinadas condições clínicas (ver Capítulo 9). Contudo, na ausência desse tipo de protocolo, um modelo genérico muito simples pode oferecer as bases para a sua triagem. Esse modelo considera três estágios principais em uma ligação: a abertura (estágio 1), a obtenção da história clínica ou coleta de informações (estágio 2) e o plano de manejo ou encerramento da ligação (estágio 3). A adesão a esses três estágios, e nessa ordem, fornecerá uma estrutura para as ligações.

O modelo ou processo de triagem na verdade começa antes mesmo de se pegar o telefone, pois há algumas coisas básicas que você deve fazer para se preparar. Não seria razoável esperar que um ator desempenhasse um papel até que tenha aprendido as falas. Da mesma maneira, nunca devemos nos apresentar a um interlocutor antes de estarmos completamente prontos para a consulta. Então, antes de começar a triagem, você deve se preparar da seguinte maneira:

1. Certifique-se de ter tempo suficiente para a triagem. Lembre-se de como as restrições de tempo são uma das maiores barreiras para a comunicação – mas compreendo que essa pode ser uma das coisas mais difíceis no mundo real. Nos serviços muito ocupados da atualidade, ter tempo para uma ligação telefônica pode ser difícil, mas revise os Capítulos 1 e 2 para verificar os riscos de sofrer a pressão do tempo.

2. Tenha o prontuário do paciente disponível, quando possível, estando pronto para fazer suas anotações, seja no papel ou por meio eletrônico, o que for mais fácil para você. Discutiremos sua documentação no Capítulo 7, mas, na fase inicial da ligação, em especial quando não estiver familiarizado com o paciente, reserve cerca de um minuto para fazer um resumo de sua história clínica, seus medicamentos e últimas consultas, se isso estiver disponível. Se trabalhar em um serviço de plantão, revise os contatos anteriores – sobretudo no caso de crianças. Você precisa revisar isso? Alguns clínicos ficam mais confiantes ao

digitar as informações à medida que o interlocutor fala e, desde que isso não os distraia, é possível fazê-lo. Há mais sobre isso no Capítulo 7.

3. Revise quaisquer observações feitas por outros membros da equipe, como recepcionistas, atendentes ou outros clínicos, mas não dependa delas nem espere que sejam completamente acuradas. Lembre-se de que os profissionais que realizaram os atendimentos anteriores podem não ter escutado ativamente, e suas anotações podem não ser um reflexo exato da conversa. Além disso, o interlocutor pode ter dado informações incorretas somente para obter o acesso ao clínico ou, talvez, dado apenas uma descrição inicial para um profissional não médico quando havia muito mais a ser dito. Ao presumir que as anotações anteriores são acuradas, pode-se perder informações importantes ou terminar avaliando algo que só foi mencionado para a obtenção de acesso, mas que não é de fato relevante. Uma boa maneira de começar a conversa é:

Tenho todas as informações que você forneceu ao (recepcionista, enfermeiro, médico) aqui comigo, mas você se importaria de contar tudo mais uma vez com suas próprias palavras?

Tente não mencionar as informações que possui, para o caso de não ser acurado. Se você disser:

Então, você disse ao recepcionista que estava preocupado com...

você pode inadvertidamente falar algo que não apenas era inexato, mas completamente o oposto do que foi dito para a outra pessoa. Além disso, se o interlocutor estiver inventando coisas para ter acesso a você, ele pode "fingir" e, após discutir algo totalmente irrelevante por 5 minutos, pode dizer:

Já que você está aí, posso perguntar algo sobre...

Porém, ao pedir que o interlocutor repita a informação, você também deve estar pronto para esta resposta:

Tenho de contar tudo de novo?

Sugiro que você responda com:

Se você não se importar, tenho todas as informações que você já transmitiu, mas seria muito mais seguro se pudesse ouvir de você pessoalmente.

Observe a expressão "mais seguro" em vez de "melhor". O uso dessa expressão faz o interlocutor perceber que existe uma conotação clínica para isso e que há uma responsabilidade de ambas as partes, para garantir que a ligação seja segura. Acho que a palavra "melhor" pode ser interpretada como "melhor para quem?", sendo menos bem-sucedida em obter a cooperação do interlocutor. Além disso, não se sinta obrigado a falar ao interlocutor o que foi documentado antes, ou faça isso rapidamente, indicando que havia mais detalhes, mas que você os está omitindo, pois prefere uma descrição completa feita pessoalmente pelo interlocutor. Tenho visto que a maioria das pessoas fica muito satisfeita ao falar sobre si mesmas; a exceção é quando ficaram muito tempo falando para alguém sobre o que estava errado. Se você estiver preocupado que o interlocutor possa agir de forma negativa às suas solicitações para que conte mais uma vez qual é o problema, tente começar com as frases sugeridas anteriormente.

4. Tente sorrir enquanto fala. Sabemos que é possível ouvir um sorriso na voz de alguém. O sorriso pode afetar o tom de sua voz, fazendo-a parecer mais amistosa e interessada, o que configura uma boa maneira de começar uma triagem. Em serviços de atendimento por telefone, os funcionários costumam ser ensinados a "sorrir enquanto digitam o número"! Isso pode parecer clichê, mas o sorriso pode de fato fazer a diferença na forma como sua voz soa. Recentemente, um médico me falou que colocou em prática essa estratégia logo após comparecer a uma de minhas sessões de treinamento dois anos antes. Ele me contou alegremente que, desde que começou a sorrir ao se apresentar nas ligações telefônicas, não tinha atendido nenhum interlocutor agressivo. Isso é impressionante. Porém, após a introdução inicial, você deve sorrir apenas quando for apropriado – a última coisa que o interlocutor deseja ouvir se estiver gravemente enfermo é alguém parecendo demasiadamente alegre!

5. Esteja pronto para um "aperto de mãos" verbal – lembra-se do telecarisma? As suas primeiras palavras e o seu tom de voz devem substituir o sorriso ou o aperto de mãos físico que você normalmente usa em situações de atendimento presencial. A sua voz deve fazer com que você pareça receptivo, confiante e pronto para ajudar o interlocutor.

6. Evite ideias preconcebidas. Reitero aqui a importância de evitar adivinhações sobre o motivo da ligação ou a reação do interlocutor: é muito fácil passar diretamente para a conversa com base em seu conhecimento do interlocutor, sua história prévia ou as anotações feitas por outra pessoa. Você pode levar a conversa para uma direção completamente errada com base nessas ideias preconcebidas.

4.2 Como iniciar uma ligação?

Agora que você está pronto para começar sua triagem, como deve iniciar e o que está envolvido no primeiro estágio?

Estágio 1 – Abertura da ligação

Se receber uma ligação "sem aviso prévio", isto é, o interlocutor chega direto até você, então deve adaptar o modelo conforme o caso, deixando de fora a parte irrelevante da introdução.

O modelo a seguir, porém, baseia-se na situação de um clínico que retorna uma ligação após uma solicitação feita, ou quando o clínico faz uma ligação de acompanhamento após uma consulta prévia que exige avaliação adicional.

Quando a ligação é atendida, considere se você deve identificar quem é o interlocutor <u>antes</u> de se apresentar

Este pode ser um ponto difícil, pois muitos clínicos começarão a ligação da seguinte forma:

> *Alô, aqui é o médico/enfermeiro, posso falar com...? (pergunta pelo paciente/interlocutor citando o nome)*

Isso pode parecer razoável, pois se presume que o interlocutor tenha solicitado ou concordado com o retorno da ligação e deixado o número para que isso fosse feito. Por que você não poderia se identificar como clínico desde o início? Não há um consentimento implicado? Muitos profissionais conselheiros em indenizações estão alertando os clínicos sobre os perigos de se apresentar como profissionais de saúde *antes* de identificar com quem estão falando. Eles alertam que, do ponto de vista legal, poderia ser argumentado que o consentimento implicado não se estende à sua própria identificação para quem atende o telefone, ou seja, que você é um clínico que deseja falar com determinado paciente ou interlocutor, ou que está ligando da clínica ou serviço de plantão, e que está ligando porque foi solicitado que retornasse a uma ligação.

Se o recepcionista ou atendente tiver questionado se está OK que você se identifique como médico ou enfermeiro (ver Capítulo 10 sobre o papel do recepcionista) para qualquer pessoa que atenda o telefone, então vá em frente. De modo alternativo, se for provável que o retorno da ligação passe por uma central telefônica e tenha sido documentado que você tem permissão para dizer que é o médico ou enfermeiro, então pode fazer isso. Contudo, na ausência de consentimento específico, pode ser necessário repensar essa abordagem.

Se o paciente for muito bem conhecido ou, talvez, esteja esperando sua ligação em horário específico e você reconheça a voz como sendo da pessoa com quem precisa falar, é provável que seja totalmente aceitável que se apresente assim que ouvir "Alô".

Porém, se você não conhecer o paciente ou suas circunstâncias sociais, poderia, sem querer, quebrar a confidencialidade ao iniciar a ligação se apresentando antes de identificar a pessoa que atendeu o telefone. Há muitos casos em que isso acabou em quebra de confidencialidade, potencialmente colocando os pacientes em risco, motivo pelo qual sugiro que essa não seja uma abordagem aceitável em todas as ligações.

O pior caso desse tipo de quebra de confidencialidade que conheço, em que um clínico se identificou assim que o telefone foi atendido, mas *antes* de estabelecer a identidade da pessoa que atendeu o telefone, segue adiante.

O MFC do serviço de plantão ligou para o número deixado por uma paciente do sexo feminino. A conversa iniciou:

Médico chamando: Alô, aqui é o médico, posso falar com...? (diz o nome da paciente)
Pessoa que atende: É o pai dela, do que se trata, doutor?

O MFC tentou evitar dizer qualquer coisa a respeito do motivo da ligação, mas foi dito que a paciente não estava disponível. Agora, lembre-se de que o número foi dado pela paciente. Após o MFC discretamente encerrar a conversa sem dar qualquer informação sobre a razão da ligação, o pai questionou a filha sobre a ligação. O pai e o irmão da paciente a forçaram a contar o motivo do contato com o MFC. Houve a sugestão de que estava preocupada com a possibilidade de estar grávida. Infelizmente, a família acreditava que mortes em nome da honra eram aceitáveis e a menina foi assassinada. Embora nenhuma informação confidencial tenha sido passada, o simples ato do MFC se identificar como médico (apesar de ter ligado para o número deixado pela paciente) levou a um desfecho trágico nesse caso.

Em outro caso, uma paciente do sexo feminino contatou um serviço e, quando o MFC retornou a ligação, esta foi a conversa:

Médico: Alô, aqui é o médico. É a Janice?
Paciente: Sim, quanto tempo vai demorar?
Médico: Desculpe, Janice. Não posso fazer uma consulta domiciliar até descobrir qual é o problema. Como posso ajudá-la?
Paciente: Apenas buzine quando chegar aqui.
Médico: Desculpe, novamente. Preciso de mais informações antes da visita. O que está acontecendo?
Paciente: Você tem o endereço certo?

O médico estava a ponto de encerrar a ligação quando disse rapidamente:

Médico: Apenas responda sim ou não, Janice: você está correndo perigo?
Paciente: Sim, está certo.

A paciente estava em uma relação abusiva e havia pedido ajuda ao MFC. Ela tinha preparado uma história para o parceiro abusador de modo que, se ele verificasse seu telefone, ela diria que estava pedindo um táxi, pois as companhias de táxi muitas vezes ligam com informações sobre o horário agendado. Após o raciocínio rápido do MFC, ela conseguiu pedir ajuda, mas, se o parceiro tivesse atendido o telefone, duvido que o MFC tivesse tido acesso à paciente após a introdução.

Esses são casos raros e extremos que você provavelmente nunca encontrará. Uma abordagem mais segura para a sua apresentação pode ser sempre primeiro perguntar pelo interlocutor ou paciente e, depois, esperar para ver o tipo de resposta obtido. Infelizmente, na sociedade e cultura atuais, muitos clínicos acreditam que, se não forem rápidos na identificação, o interlocutor não falará com eles, presumindo que, particularmente se o clínico tiver sotaque estrangeiro, a ligação é de alguém que está tentando vender algo, como um seguro. Esta é uma situação muito triste, mas no mundo real não é incomum. Então, de que forma você pode contornar isso?

Acredito que isto funciona (lembre-se de ser cuidadoso em relação ao tom de voz; você deve parecer amistoso, e não autoritário):

Clínico: Por favor, posso falar com... (menciona o paciente/interlocutor)?
Pessoa que atende: Quem está falando?
Clínico: (Menciona o interlocutor/paciente) me pediu para ligar hoje. Ele está disponível agora?
Pessoa que atende: Mas quem é você?
Clínico: Realmente, sinto muito. Não quero parecer misterioso, mas foi feita uma ligação hoje e pediram um retorno. Há disponibilidade agora?

Outra abordagem poderia ser:

Clínico: Por favor, posso falar com (menciona o paciente/interlocutor)?
Pessoa que atende: Quem é você?
Clínico: Meu nome é... (fornece o nome sem o título de médico ou enfermeiro). Me pediram para fazer essa ligação hoje. Há disponibilidade agora?

Ao conseguir contato com o paciente, o clínico responde:

Alô. Aqui é o doutor.../enfermeiro... Como posso ajudar? (estabelece o título profissional com o paciente na linha)

Já mencionamos que há algumas exceções a essa abordagem, como quando o paciente é muito bem conhecido e não existe risco envolvido ao dizer quem você é assim que o telefone é atendido, mas também há um conjunto de circunstâncias em que é mais seguro ignorar essa abordagem cautelosa. *Isso ocorre quando você está preocupado com a possibilidade de o paciente estar em risco.*

Se você tem informações sobre o paciente indicando uma potencial situação de emergência, como "dor torácica", "perda de controle" ou "não respirando muito bem", deve ter acesso direto ao interlocutor ou paciente que precisa de ajuda o mais rápido possível, deixando para depois a preocupação relacionada à sua apresentação. Você pode defender suas ações em termos de que o paciente estava potencialmente correndo risco, de modo que não havia tempo a perder – existia a necessidade de acesso imediato. Você pode deixar para resolver depois as questões de confidencialidade, quando o paciente estiver seguro.

Muitos clínicos sentem que essa abordagem de esconder a identidade até saber com quem está falando é cautelosa demais, podendo gerar demoras nas ligações telefônicas. Cabe a você como profissional autônomo decidir o que é correto para si mesmo e seus pacientes. Esse conselho se baseia na necessidade de proteger a confidencialidade em todos os momentos, devendo-se agir de modo que satisfaça a essa necessidade e mantenha os pacientes em segurança. Ser eficiente nem sempre é a prioridade.

Se o interlocutor não for o paciente, peça sempre para falar com o paciente – quando for adequado fazer isso e quando o paciente estiver presente

A triagem por meio de terceiros é uma das coisas mais arriscadas a serem feitas, conforme discutido no Capítulo 1, e, ainda assim, muitas ligações são realizadas por terceiros em nome de alguém que na verdade está em condições de falar com você. Se o paciente tiver idade suficiente para falar com você, for inteligível e capaz de chegar ao telefone, você deve pedir para falar com ele. Se encontrar alguma barreira do tipo "Está tudo bem, pediram para que eu falasse com você", "Eu fiz a ligação" ou "Ele não pode vir até o telefone", ainda assim você deve tentar falar com o paciente. No primeiro exemplo, pode ser necessário dizer: "Você se importaria que eu falasse com (o paciente) um instante? Posso voltar a falar com você depois para obter mais informações, porém é *mais seguro* se eu falar um pouco com ele". Após falar com o paciente, você pode completar sua avaliação com o interlocutor.

No segundo exemplo, você deve descobrir o motivo pelo qual o paciente não pode chegar ao telefone. É porque está muito doente, o telefone não chega até ele ou o paciente nem está com o interlocutor? Se for o primeiro caso, você deve descobrir quão doente está o paciente. *O esforço para falar ao telefone é mínimo, de modo que qualquer paciente que realmente não consiga falar precisa ser atendido e, provavelmente, com brevidade.* Se um paciente tem que largar o telefone após começar a falar, veja se é possível que ele retorne. Mais uma vez, se isso não for possível porque o paciente não está bem, é provável que a coisa mais segura a ser feita seja atendê-lo, e o quanto antes.

E se descobrir que o paciente não está presente, como no último exemplo? De modo alternativo, se o paciente for uma criança e o cuidador tiver passado horas tentando fazê-la dormir, você pediria ao cuidador para acordá-la a fim de fazer a avaliação? Em ambos os casos, quão confiável será a avaliação se você não tiver acesso ao paciente? Essa é uma questão difícil, pois de fato depende de cada ligação individualmente.

Em alguns casos, você ainda pode tentar fazer uma triagem, pois quer oferecer alguma orientação, mesmo que limitada. Em outras ligações, pode optar por aceitar que uma avaliação não é possível e a coisa mais segura a ser feita é oferecer a orientação sobre quem consultar e em que local, com base nas informações disponíveis. Por fim, você pode optar por orientar o interlocutor a ligar de volta quando o paciente estiver presente ou acordado.

Há algumas orientações gerais na triagem ao telefone, pois cada caso tem seus próprios méritos e perigos. Meu conselho seria de fazer o que é possível, mas sempre deixando o interlocutor ciente de suas limitações, certificando-se de que compreenda que não é possível oferecer uma avaliação completa se não tiver acesso ao paciente e, portanto, você sempre vai pecar pelo excesso. No caso da criança adormecida, tente pelo menos estabelecer que ela está em um sono "normal", isto é, que pode ser acordada em caso de necessidade. Se o cuidador se negar a fazer isso, sugira que será necessário trazer a criança até o consultório ou clínica, pois isso é a única coisa que você pode fazer, considerando a ausência de informações acuradas. Isso costuma ser suficiente para obter alguma cooperação, mas nem sempre.

Você deve afirmar claramente a necessidade de ter o paciente presente e acessível para começar a triagem por meio de terceiros. A falha em fazer isso pode significar um desfecho não acurado e inseguro, de modo que deve ser verificado que o interlocutor aceite esse risco se parecer que ele quer forçá-lo a fazer a orientação sem acesso ao paciente, documentando cuidadosamente a sua abordagem.

Se ainda não estiver seguro sobre a necessidade de ter o paciente presente ou de tentar falar com ele, revise o Capítulo 2 e os problemas relacionados à comunicação. Lembra-se da importância do tom de voz (84% da comunicação)? Se você não falar com os pacientes, corre o risco de não saber como eles soam ao telefone, bem como de fazer suposições e de obter informações erradas a partir do interlocutor.

Identifique o lugar de onde está falando conforme o protocolo local

Após descobrir com quem está falando, deixe o interlocutor saber onde você está, informando o nome do serviço ou organização. Muitos profissionais de serviços de plantão, por exemplo, não gostam de ser chamados de "doutor da emergência", e muitos pacientes não têm ideia de quem seja o profissional do serviço de plantão, de modo que, ao dar o nome do serviço, eles podem ficar confusos. Descubra as preferências do local onde trabalha ou defina com a equipe uma maneira de dar nome à sua organização.

Verifique os dados demográficos do paciente, quando apropriado, em especial a sua localização atual (isso pode não ser a sua casa ou de onde originalmente ligou) e se ele está sozinho

Como padrão mínimo, e em especial quando você não reconhece a voz de seu interlocutor, eu sugeriria que pedisse a ele para fornecer sua data de nascimento a fim de garantir que suas anotações estão corretas. Mesmo o recepcionista ou atendente mais eficiente e excepcional pode pegar o prontuário errado e, antes que perceba, você está fazendo as anotações no prontuário do filho, cujo nome é igual ao do paciente. Também há muitos casos em que resultados de exames foram entregues ao paciente errado por falta de confirmação dos dados demográficos. Ao verificar a data de nascimento, você está garantindo a proteção dos dados. Muitos serviços têm protocolos rigorosos para a verificação da identidade dos pacientes além da data de nascimento e, assim, há a necessidade de estar familiarizado com os protocolos locais.

Se tiver sido dado o número de um telefone celular e você está enfrentando uma situação de potencial emergência com o paciente sozinho, é fundamental que verifique a localização do paciente antes de fazer qualquer outra pergunta, pois você precisa saber para onde mandar a ambulância em caso de colapso do paciente.

Nesse ponto, eu diria que é raro haver uma emergência na atenção primária ou na maioria dos outros serviços, mas sempre se deve estar preparado para tal situação. Pacientes e cuidadores ligarão para os seus MFCs ou serviços de emergência quando estiverem morrendo e você pode receber uma ligação dessas a qualquer momento. O problema é que, como não recebemos muitas ligações desse tipo, é comum não estarmos preparados ou pensarmos que "certamente não é tão grave; caso contrário, chamariam uma ambulância". Por várias razões, sabe-se que os pacientes contatam seu MFC antes de chamar uma ambulância.

Há mais coisas em relação à simples apresentação ou abertura da ligação do que você pode ter percebido. Devemos sempre nos lembrar da confidencialidade e da proteção dos dados e, tão importante quanto isso, devemos ter certeza de que conseguimos lidar com um paciente gravemente enfermo o mais rápido possível. Porém, após passarmos por tudo isso, como coletamos a história clínica da forma mais efetiva e eficiente?

4.3 Como você pode coletar informações de forma rápida e segura?

Após o estabelecimento da introdução e estando pronto para começar a avaliação, você deve ter certeza de que sua abordagem seja estruturada e eficiente considerando o tempo. Quando necessário, pode haver a sensação de urgência clínica. Então, como você faz para coletar a história clínica?

Estágio 2 – Obtenção da história clínica e coleta de informações

Como clínico, é provável que você tenha um sistema ou estrutura para a coleta da história clínica ao lidar com os pacientes em sua clínica ou consultório, mas sabemos que a avaliação de pacientes com base na história clínica coletada de maneira presencial é completamente diferente daquela feita ao telefone. Não é fácil estimar quanta dor o paciente apresenta, pois você não tem os sinais clínicos. Você não consegue avaliar como a dor afeta as atividades da vida diária, como caminhar. Deve haver um questionamento específico e focado (escutando o paciente) para a obtenção de informações suficientes para uma avaliação acurada da condição clínica do paciente. A sua compreensão ou impressão dos descritores usados influenciarão o seu aconselhamento em relação ao nível de cuidados necessários. A boa notícia é que a maior parte de uma consulta presencial se refere à coleta da história clínica[1] (80%), e isso é exatamente o que está sendo feito ao telefone – coletar a história clínica –, de modo que você pode estar tranquilo de que a maior parte da consulta é exatamente a mesma coisa. Porém, ainda pode haver necessidade de realizar algum tipo de "exame físico" ao telefone – mas com base na interpretação do interlocutor, e não em suas próprias observações.

Então, como você faz para coletar uma história clínica boa, clara e acurada? Eu sugeriria o seguinte:

Comece a consulta com uma questão aberta

Mesmo se tiver conhecimento prévio do motivo da ligação, sempre comece com uma questão que permita que o interlocutor forneça a sua própria descrição de suas preocupações, como, por exemplo: "Como posso ajudá-lo?" ou "Você ligou por causa de seu filho/filha/mãe/si mesmo. O que posso fazer por você?". Lembre-se de ter cuidado ao começar com "Você ligou porque seu filho estava com febre" ou "Então você está com falta de ar esta noite" ou "Você queria saber algo sobre gripe suína?", conforme discutido na Seção 4.1. Você também deve lembrar-se de estar pronto para ouvir "Tenho de contar tudo de novo?", conforme discutido na Seção 4.1, ponto 3, "Revise quaisquer observações".

Dê tempo para o interlocutor responder

Em média, 30 segundos a 1 minuto é tempo suficiente para obter uma descrição do motivo da ligação. A regra do "minuto de ouro"[1] é inestimável aqui, mas deve-se ter cuidado em relação a dar tempo demais, pois você não quer perder o controle da ligação nem "ficar à deriva". O segredo é não interromper o interlocutor e resistir à urgência de tentar esclarecer os dados antes que ele termine de dizer qual é o problema. Certifique-se de estar de fato escutando o que o interlocutor está dizendo e concentrando-se nisso, e não nas questões que ainda precisam ser feitas. Conforme disse Steven Covey: "A maioria das pessoas não escuta com a intenção de compreender; elas escutam com a intenção de retrucar".[2] Preste muita atenção aos descritores usados. Poucos pacientes dizem que sua dor é "intensa"; eles tendem a usar palavras como "muito forte", "incapacitante" ou "terrível". A maneira como o interlocutor se expressa permite que você compreenda como ele se sente em relação à dor e quais são as suas preocupações. Você também pode encontrar pacientes que sabidamente abusam dos serviços e utilizam terminologia que escutaram de seus clínicos – eles aprendem palavras e frases que desencadeiam respostas que levam ao que eles querem. Tenha cuidado para não cair nesse golpe. Será que o descritor usado combina com o que você está ouvindo? Se um paciente tem dor intensa, é possível ouvir isso em sua voz? Se um paciente está com "dificuldade para respirar", ele poderia estar falando com você normalmente, isto é, com frases completas ou até o interrompendo? Se o interlocutor parece estar "saindo pela tangente" ou demorando demais para chegar ao cerne do problema, talvez você precise intervir, pedindo educadamente que ele esclareça algo ou fazendo-o voltar ao foco, dizendo: "Então, o que mudou para fazer você telefonar hoje?".

Após obter a descrição do interlocutor, repita para ele o que você entendeu em relação ao motivo de sua ligação

Como clínicos, somos ensinados a confirmar, parafrasear e resumir a história clínica recebida. Isso é mais importante ainda em uma triagem ao telefone, pois não é possível confirmar nem descartar nada visual ou fisicamente. Em um estudo, pacientes e clínicos diferiram quanto aos motivos da ligação em um terço dos casos. É muito fácil começar a triagem de algo errado por ter compreendido mal o motivo da ligação inicial. Lembra-se do exercício de construção com blocos no Capítulo 2? Se você presumir que tem os blocos corretos, mas na verdade não os tiver, não vai conseguir construir o modelo certo por mais que tente. Eu sugeriria que você continuasse parafraseando e verificando sua compreensão pelo menos três vezes durante a maioria das triagens. Se a ligação for longa e complexa, pode haver necessidade de fazer isso muitas outras vezes, mas é fundamental que você continue confirmando se a sua compreensão combina com a do interlocutor.

Defina os interesses do interlocutor

Uma das coisas mais importantes a estabelecer no início da ligação é o que o interlocutor deseja que aconteça e se você está lidando com uma exigência ou expectativa, conforme discutido na Seção 2.1. A melhor maneira de fazer isso é com uma questão do tipo:

O que você espera que eu faça para ajudá-lo hoje?

Ou

Havia algo em especial com que você estava preocupado?

Ou, talvez

Você tinha algo em mente de que estava particularmente necessitado?

Ao descobrir as ideias, preocupações e expectativas do interlocutor no início da ligação, você pode economizar algum tempo, além de aprender no que deve se concentrar para ganhar a sua confiança. Porém, deve estar preparado para todas as respostas, como "Quero uma visita domiciliar" ou "Acho que preciso de antibióticos" e mesmo "Não faço ideia, por isso liguei para você!". Se for o último caso, eu diria: "Certo, está bem, vamos tentar resolver isso juntos e com a mente aberta". Se você claramente estabelecer qual é a maior preocupação do interlocutor ou se é o caso de um "objeto imóvel", você terá uma melhor compreensão da ligação e pode ter o controle dela.

Pense na possibilidade de falar com as crianças ao telefone

Conforme já estabelecemos, é importante tentar falar com o paciente sempre que for possível e apropriado. Isso se estende às crianças. O problema aqui é que você provavelmente não deve realizar toda a avaliação com a criança – isso deve ser feito com o cuidador. No entanto, uma breve conversa com a criança pode ajudá-lo muito na sua tomada de decisão. Então, vamos analisar o valor de falar com uma criança e, talvez, algumas regras que devem ser consideradas.

Por exemplo, se uma criança de 9 anos é levada ao consultório para consultar, você a ignora? Você fala apenas com o cuidador? É claro que não; então, por que não considerar fazer ao telefone o que faria em uma consulta presencial, o que costuma ser uma apresentação ou cumprimento e um "Como você está?", "O que está acontecendo?" ou "Como está se sentindo?". Quando você ouvir a voz da criança, começa a ter uma melhor compreensão de como os sintomas a estão afetando e de qual é a sua condição geral. Se você esquecer de perguntar se a criança está presente, isso a fará lembrar. Se a criança parecer muito doente, aborrecida, tossindo o tempo todo, rouca ou absolutamente bem ao telefone, você será capaz de chegar a um desfecho para a ligação de forma mais confiante e eficiente. Pode ser que você nem precise fazer muitas perguntas após ouvir a voz da criança. Porém, se o cuidador disser que a criança está brincando do lado de fora da casa e não quer falar ao telefone, você ficará menos convencido da necessidade de atender pessoalmente a criança "doente".

Uma boa regra é tentar e, como rotina, pedir para falar com crianças com mais de 8 anos de idade. Entretanto, você precisa da permissão do cuidador para falar com a criança, e muitos estranharão que você peça isso, de modo que tal solicitação deve ser feita sutilmente. Você não quer que o cuidador pense que não confia nele ou que tem um motivo mais importante para falar com a criança, de modo que eu diria:

Você se importaria se eu desse uma palavrinha rápida com (menciona o nome da criança) e me apresentasse? Se estivessem aqui no consultório, eu normalmente diria "Oi", e acho que é realmente importante que ela me conheça e saiba que estamos falando dela. Pedirei que você me conte tudo que está acontecendo com (menciona o nome da criança de novo) e discutiremos qual a melhor coisa a fazer, mas seria útil que eu desse uma palavrinha rápida com ela. Fica bem para você?

Se você não conseguir acesso à criança, em minha opinião haveria muitos motivos para preocupação. Se a criança tiver menos de 8 anos de idade, tente decidir se ainda assim vale a pena tentar falar com ela, considerando o grau de desenvoltura do cuidador. Já conheci crianças de 2 anos de idade capazes de ter uma boa conversa ao telefone, enquanto muitas com 13 anos apenas grunhem!

Um último ponto a ser reforçado é lembrar que você não obterá toda a história clínica a partir da criança nem fará toda a avaliação com ela. Você só quer ter uma rápida impressão de como ela está para ajudar em sua tomada de decisão.

Certa vez pedi para falar com uma criança de 6 anos, a qual, de acordo com sua mãe, "precisava de antibióticos para sua amigdalite". Após pedir para dar uma palavrinha com a criança, conforme discutido, e receber permissão para fazê-lo, perguntei para a criança onde ela estava enquanto falávamos (eu apenas queria ouvir sua voz e pensei que seria uma boa pergunta para levar a outras coisas). Ela respondeu "Pizza Hut" (veja, poderia ser qualquer outra pizzaria!). Perguntei se ela tinha comido pizza, ao que respondeu: "Sim, três pedaços". Quando falei de novo com sua mãe, disse: "Como você deve ter ouvido, ela me disse que estava no Pizza Hut e isso é muito bom. Ela também me disse que comeu pizza, o que é bastante tranquilizador. Agora, deixe-me fazer mais algumas perguntas a você". Evitei a necessidade de uma consulta presencial, além de evitar os antibióticos, pois consegui usar as informações de forma positiva e reforçar com a mãe que não havia necessidade de antibióticos naquele momento. Também consegui dizer à mãe que o caso de potencial amigdalite foi registrado em caso de precisar de encaminhamento, que era o que a mãe estava esperando. Ela não ligou mais.

Então, apenas para resumir esse ponto, considere a possibilidade de falar mesmo que rapidamente com as crianças para obter uma melhor impressão de quão doentes elas estão, mas lembre-se de que ainda deve obter a história clínica completa com o cuidador. E se o cuidador não oferecer acesso à criança?

Quando tiver certeza de que está "sintonizado" com o interlocutor, você precisa obter uma história clínica mais detalhada, mas deve primeiro eliminar rapidamente algumas "bandeiras vermelhas" básicas

Perguntar logo no início sobre a via aérea, respiração e circulação (ABC) em quase todas as ligações pode reduzir o risco de esquecer-se de fazer isso quando houver necessidade, ou de perguntar tarde demais – especialmente com ligações de terceiros. Pode ser necessário usar questões fechadas em situações de emergência. "É mais fácil identificar uma emergência do que descartá-la".[3]

Após certificar-se de que o paciente não corre risco imediato por comprometimento de ABC, você deve passar para sua avaliação estruturada. Há livros disponíveis sobre protocolos de triagem ao telefone com protocolos específicos para cada condição clínica na avaliação de adultos. Porém, na ausência de um protocolo de triagem específico, uma maneira de obter uma história clínica estruturada é coletando informações primeiro sobre os sintomas e, em seguida, com um histórico do paciente. Sem ser muito prescritivo, trata-se de um protocolo genérico que pode ser aplicado à maioria das ligações. Você pode preferir obter a história clínica de outra forma, isto é, o histórico do paciente antes da história dos sintomas, ou ainda misturando e combinando, conforme a ligação em questão. Desde que você tenha uma estrutura com a qual esteja confortável e a use de forma consistente, a ordem não interessa. Apenas tenha cuidado em relação ao viés citado antes, a forma como pode pular para as conclusões ou suposições sobre o paciente ou os sintomas com base em seu conhecimento prévio. Você não precisa completar todo o protocolo de coleta de informações; obtenha apenas o necessário, considerando a urgência da situação. Evite tornar-se um "operador de sistemas" ou depender demais de um protocolo (ver Capítulo 9). Utilize seu julgamento clínico em cada ligação sobre a coleta das informações ou decida se as informações são suficientes para chegar ao desfecho sem ter que passar por toda a história clínica.

Três questões importantes
Antes de obter uma história clínica completa, você pode considerar as três questões a seguir:

1. Onde está o paciente?
2. O que o paciente está fazendo?
3. Como o paciente parece estar para uma terceira pessoa?

Vamos analisar isso com mais detalhes.

Independentemente de estar falando diretamente com o paciente ou com uma terceira pessoa, tente descobrir *onde está o paciente*. Se você esquecer de verificar se o paciente estava presente logo no início da ligação de um terceiro, isso o ajudará a lembrar. Se o paciente for adulto e disser que está trabalhando, você pode pensar: "Bem, não pode ser tão ruim, se você ainda está no trabalho", mas, ao perguntar: "O que está fazendo no trabalho nesse momento?" ou "Qual é o seu trabalho?", pode descobrir que o interlocutor consegue executar suas tarefas habituais. Novamente, isso o ajudará a determinar como os sintomas estão afetando o paciente e, mesmo que decida atendê-lo presencialmente, isso pode não ser urgente. Porém, se o paciente teve que voltar para casa porque não conseguia mais trabalhar, isso ajuda a determinar que sua doença está tendo um efeito mais significativo sobre ele. Isso pode ainda não ser grave, mas pelo menos sabemos que afetou suas atividades da vida diária. Se o paciente for uma criança, ao perguntar onde está e *o que está fazendo*, você pode descobrir que ela está na rua brincando ou está dormindo. Independentemente do que ela estiver fazendo, isso pode aliviar um pouco as suas preocupações ou levá-lo a descobrir mais sobre sua condição geral antes de passar a detalhes específicos acerca do problema.

Se houver uma terceira pessoa presente, mesmo que sempre deva falar diretamente com o paciente quando possível, ainda pode ser útil perguntar à terceira pessoa uma questão geral do tipo "Como está (o paciente)?". Lembre-se de não sugestionar a pessoa, dizendo "Ele parece pálido/doente?". A terceira pessoa pode tranquilizá-lo dizendo algo do tipo "Ele já esteve bem pior que isso!". De modo alternativo, se a terceira pessoa disser "Nunca o vi assim antes", você já estará mais preocupado e pode não precisar de mais informações. Se o paciente for uma criança, pode ser útil dizer ao cuidador "Você conhece melhor o (paciente). Há algo em especial que tenha notado?".

Estamos tentando descobrir não apenas os sintomas que o paciente apresenta, mas também a forma como os sintomas o estão afetando. Mesmo que tenha decidido atender presencialmente o paciente, essas três questões podem ajudá-lo a decidir com que urgência ele deve ser atendido.

Histórico dos sintomas

Qual é a queixa principal?

Alguns pacientes têm múltiplos sintomas, e você deve decidir qual é a queixa principal ou o que quer avaliar primeiro. É útil perguntar ao interlocutor qual é a sua principal preocupação, mas seu papel como clínico é identificar a queixa principal, pois o interlocutor pode não perceber que determinados sintomas são mais preocupantes do que outros. Por exemplo, um paciente pode estar com vômitos e diarreia, mas os vômitos podem ser causados por muitas coisas, podendo indicar um incidente grave, enquanto a diarreia tem menos chance de sugerir doença potencialmente fatal. Porém, o paciente pode achar que a diarreia é o mais desagradável e, então, sob o ponto de vista dele, ela é a queixa principal. Após a avaliação da queixa principal, se decidir que há necessidade de consulta presencial, não precisa avaliar nenhum outro sintoma por telefone. Todavia, se a avaliação de outros sintomas puder afetar a urgência do desfecho da ligação, pode ser útil realizar uma avaliação secundária.

Quais são os sintomas associados?

O que mais está acontecendo? Que outros sintomas estão presentes? Você precisa repensar a queixa principal? Essa é a primeira oportunidade para certificar-se de que tem uma ideia de todos os sintomas conforme a percepção do interlocutor, mas você deve verificar novamente para saber se ele não esqueceu de contar algo. Por exemplo, se você estiver preocupado com meningite em uma criança, o pai pode ter dito que não observou nenhuma erupção cutânea, mas onde e quando isso foi verificado? Tenha cuidado com questões fechadas, pois elas podem dar resultados falso-positivos. O melhor é começar com questões gerais abertas para começar a sondar o que está acontecendo, mas, se houver uma emergência em potencial, as questões fechadas passam a ser prioridade.

Quais são as características ou fisionomias dos sintomas?

Ao observar os sintomas, você deve considerar coisas como o tipo de dor, isto é, fraca, aguda, constante ou intermitente? Ela muda de lugar ou se irradia, ou é estacionária? Se houver erupção cutânea, qual sua aparência e textura? Se houver febre, como ela foi medida (se realmente o foi) e qual foi a leitura, quando foi feita e, desde então, ela aumentou/diminuiu? Algumas vezes, pode ser útil resumir os sintomas como leves, moderados ou intensos. Se tiverem tendência a intensos, é provável que você queira atender presencialmente o paciente, quando então o segundo princípio de "com que brevidade e por quem" é tudo o que você deve decidir. Seu questionamento deve se restringir à determinação da melhor opção em vez de mais perguntas sobre os sintomas ou a história médica pregressa (HMP), a menos que *isso afete a tomada de decisão*.

Quando os sintomas começaram?
Se este for o primeiro "episódio", quando começou? Mas se não for o primeiro episódio, quando começaram o mais recente e o primeiro episódio? Você não está perguntando por quanto tempo os sintomas duraram e, sim, quando eles começaram. Se houver muitos sintomas, esclareça quando cada um dos sintomas começou ou apareceu. Os sintomas mudaram de alguma maneira ou são episódicos ou contínuos, isto é, a temperatura do paciente aumentou ou diminuiu? Os pacientes costumam fazer contato quando as coisas estão melhorando! Muitos pacientes querem apenas ficar tranquilos (50%)[4] e, assim, quando ligam, irão relatar um quadro clínico em processo de melhora em vez de piora.

Há quanto tempo os sintomas estão presentes ou qual é a sua duração?
Se for o primeiro "episódio", há quanto tempo os sintomas estão presentes? Se não for o primeiro episódio, quanto tempo duraram os outros episódios? Eles mudaram quanto à duração? São mais curtos ou mais longos? Uma mudança de padrão é significativa, pois pode indicar uma situação que piora ou melhora. Novamente, o que levou o interlocutor a ligar nesse momento se o problema já tem algum tempo de forma constante ou episódica? Esteja atento para qualquer indicação estranha ou atípica que você normalmente não esperaria ouvir, considerando a natureza da ligação e seu conhecimento do paciente. A dor dura mais tempo ou alguns sintomas desapareceram enquanto outros começaram?

Qual é a localização do problema?
Descobrir a localização exata da dor ou da erupção cutânea é uma das coisas mais difíceis de fazer ao telefone, e isso costuma levar a suposições ou erros de compreensão. Utilize termos que o interlocutor entenda para identificar as partes do corpo ou o tamanho de algo, como o tamanho de uma moeda de 5 ou 50 centavos. Você precisa construir uma imagem mental do problema e estar muito certo de onde ele se encontra. Você se lembra do exercício em que tinha que desenhar ou construir algo sem ver? Trate essa imagem mental da mesma forma. Encontre um ponto de referência (e possivelmente use esse ponto em relação com outro) para obter uma clara descrição de onde está algo. Nunca aceite como acurada a descrição do próprio interlocutor – "dor nos rins" sabidamente não tem uma representação correta. Você deve construir sua própria compreensão de onde está algo. É sempre melhor usar termos leigos. Se estiver preocupado em não insultar a inteligência do interlocutor, não fique. O que é melhor – obter uma história clínica acurada ou supor que o pa-

ciente conhece o local de sua dor de estômago, quando, na verdade, se trata de uma dor torácica?

- Eis um exemplo do uso de pontos de referência:

    Se você colocar sua mão sobre o umbigo, a sua dor está acima da mão, abaixo da mão ou diretamente embaixo da sua mão? (Agora, vamos imaginar que a resposta seja acima da mão.)

    Mantendo a sua mão sobre o umbigo (o interlocutor não deve tirar a mão desse ponto de referência), a dor está mais perto de sua mão ou mais próximo do osso que fica entre os seios/no meio do tórax?

Ou

Se você desenhar uma linha imaginária ao redor da cintura, a dor nas suas costas está acima ou abaixo dessa linha? (Se o interlocutor responder que é abaixo...)

Se você desenhar outra linha onde há o encontro entre as nádegas e as coxas, a dor fica mais perto da linha que passa em sua cintura ou daquela que passa nas coxas?

- Você consegue ver como o uso dos pontos de referência pode ajudá-lo a construir uma imagem mais clara da localização de algo? Não pule essa parte de sua avaliação – é fundamental ter uma compreensão boa e clara da localização de algo; caso contrário, pode-se ter uma impressão completamente errada, a qual poderia ter graves consequências.

Existe algo que melhore ou piore o sintoma?
- O paciente já tentou fazer alguma coisa para se sentir melhor ou para reduzir os sintomas? Isso funcionou? Isso inclui qualquer coisa, desde medicamentos a abordagens holísticas, bolsa de gelo, compressas quentes e até mesmo mudança de posição. Existe alguma posição que melhore ou piore os sintomas? Consegue que o paciente ou algum familiar realize alguma parte do exame físico para você? Por exemplo, solicitar que encoste o queixo no tórax para rigidez de nuca, pressionar o local doloroso no abdômen para observar se a dor piora com a pressão ou ficar de pé para ver se há aumento da tontura. Você precisa de informações acuradas e atualizadas sobre o que melhora ou piora os sintomas. Se nada ainda foi tentado, você tem uma melhor ideia do que pode oferecer como autocuidado. Mas se já tiverem sido usados todos os métodos habituais de autocuidado, você pode decidir que o paciente deve ser atendido presencialmente.

- Verifique os medicamentos testados. Em relação a descobrir os medicamentos que foram testados, deve-se ter muita certeza do que foi usado. Isso costuma ser uma das coisas sobre as quais se fazem suposições durante uma ligação – que os pacientes usaram a dose adequada. Há cinco pontos a considerar:

1. O que foi tomado?
2. Quanto foi tomado (dose)?
3. Quando foi tomado e quanto *nesse dia*?
4. Quando foi tomado e quanto *se os sintomas estiverem presentes por mais do que esse dia*?
5. Isso ajudou?

Novamente, nunca suponha nada em termos de medicamentos. Conheci alguns pacientes (sinto muito por dizer isso, mas parece que são especialmente os homens) que insistiam ter tomado analgésicos, mas que, após um maior questionamento, confessaram que haviam tomado 500 mg de paracetamol uma vez no dia anterior e para uma dor que estava presente há 3 dias – e eles estavam surpresos pelo fato de que isso não parecia ajudar! Os pais muitas vezes dirão que deram uma "colher de chá" de paracetamol para a criança. Ao examinar a questão, eles esclarecerão que usaram uma colher de chá caseira (a qual costuma ter 3 mL, e não os 5 mL esperados) e que a dose no frasco era para uma criança menor. Então, na verdade, a criança recebeu apenas um quarto da dose que poderia ter tomado. De modo inverso, eles podem ter escolhido não dar qualquer analgésico por estarem preocupados que "você não observasse o quanto a criança estava doente" ou que "isso pudesse mascarar os sintomas de meningite". Saber exatamente o que foi administrado é fundamental para o seu manejo e o seu aconselhamento, mas isso não costuma ser feito de forma adequada em uma avaliação (ver Capítulo 6). Você tem outro medicamento para sugerir? Se não, com que brevidade quer atender o paciente, ou você pode prescrever mais medicamentos e ainda fazer o tratamento em casa?

Após obter as informações relacionadas aos sintomas, outros fatores devem ser considerados.

Histórico do paciente

Agora precisamos descobrir mais sobre o paciente e relacionar essas informações com os sintomas, se necessário. Então, vamos abordar isso também de forma estruturada. No entanto, mais uma vez, você pode optar por fazer as perguntas em qualquer ordem, e algumas podem não ser relevantes em todas as triagens telefônicas, de modo que você deve avaliar o que é necessário em cada ligação.

Qual é a história médica pregressa do paciente?

O que é relevante para a avaliação? Muitos clínicos que fazem plantão se sentem vulneráveis por não terem acesso à história médica do paciente (embora isso esteja ficando menos comum com a integração de sistemas). Porém, tenho visto que ter acesso pode ser uma bênção e um obstáculo. Você pode melhorar sua triagem quando aprender a não confiar cegamente no sistema para saber o que aconteceu anteriormente. Se for relevante para a situação atual, você deve verificar outra vez as informações. Dito isso, alguns pacientes têm tanta dificuldade para fornecer uma história clínica significativa (ou insistem que não há história quando existe uma grande lista de medicamentos) que é muito importante ter acesso ao seu histórico. Na maioria dos casos, não há necessidade de um histórico completo, pois se trata mais do que está acontecendo naquele dia, mas pense em qualquer coisa que possa contribuir para o problema atual. Por exemplo, em caso de dor abdominal, o paciente já foi submetido a alguma cirurgia? No caso de dor torácica, há histórico de hipertensão? Você precisa de informações para ajudar em seu diagnóstico diferencial, mas, a menos que seja relevante para o manejo imediato da situação, primeiro garanta que o paciente esteja seguro, para depois buscar informações da história médica pregressa. Já ouvi algumas ligações que não foram seguras, pois o clínico perdeu muito tempo questionando sobre a história prévia quando o paciente precisava de atenção urgente.

Há algum fator de risco em particular para esse paciente?

Qualquer problema crônico como diabetes ou doença pulmonar obstrutiva crônica (DPOC) deve ser considerado, mas deve-se ter cuidado ao fazer associações entre qualquer problema e essas condições antes de completar a avaliação. Não fique preso a coisas como medidas de glicemia ou doses de insulina, a menos que você pense que isso seja relevante para o problema atual e o seu manejo. Se o paciente estiver enfermo, parecer letárgico ou incompreensível ao telefone e apresentar diabetes, saber o nível de glicemia faria alguma diferença para o desfecho da ligação? Você está tentando chegar a um diagnóstico? É mais provável que precise sugerir a transferência urgente para o hospital, dependendo da história e independentemente do nível de glicemia. Lembre-se do primeiro e do segundo princípios da triagem ao telefone – quando decidir que alguém deve receber atendimento presencial, todas as outras questões devem estar relacionadas a definir por quem e quando.

Se um paciente apresentar edema de panturrilha, parecer dispneico ao telefone e com queixa de dor torácica, é realmente necessário saber se ele viajou ou ficou imobilizado recentemente? Da mesma forma que o ponto anterior sobre a HMP, tenha certeza de que suas perguntas sobre quaisquer fatores de risco em potencial sejam apropriadas, *considerando a situação clínica no momento da ligação*. Antes de mais nada, o paciente está em segurança? Compreendo que conhecer os potenciais fatores de risco pode ajudar a chegar a um diagnóstico, mas a prioridade é determinar o tipo de cuidado que deve ser oferecido primeiramente e, no caso de um paciente com dor na panturrilha e outros sintomas associados de trombose venosa profunda (TVP) ou de embolia pulmonar (EP), saber sobre uma viagem recente não irá afetar o desfecho da ligação.

A idade do paciente aumenta o risco?
Algumas vezes o maior fator de risco a ser considerado é simplesmente a idade dos pacientes. Eles podem ser muito velhos ou muito jovens para receberem aconselhamento por telefone. Ambos os grupos etários podem piorar rapidamente, mas as crianças também podem se recuperar depressa, de modo que ainda há necessidade de triagem.

Se você achar que precisa atender presencialmente todas as crianças (muitos clínicos têm um limiar mais baixo para crianças), considere a questão da triagem. Se você achar que há pouco motivo para a ligação telefônica, pois sempre vai querer atender presencialmente os pacientes muito velhos ou muito jovens, não se esqueça do segundo princípio – quando e por quem será o atendimento. A triagem ainda poderia garantir que os pacientes fossem atendidos no local correto e no momento oportuno. Você pode decidir que alguém necessita de cuidados de emergência em vez de atenção primária após a ligação telefônica. Nem todos os neonatos estão enfermos – poderia ser um problema menor, como uma placa de pele seca na perna, a qual o pai só observou agora, de modo que a ligação pode evitar uma consulta para você e para o cuidador.

História recente de trauma, doença ou ingestão
Algumas vezes os sintomas não estão imediatamente associados com trauma, doença ou ingestão recentes. Os vômitos podem resultar de traumatismo craniano, por exemplo, mas se eles não eram um problema importante no momento do trauma, o cuidador pode esquecer de falar sobre o traumatismo até ser questionado. Novamente, muitas crianças apresentam vômitos, mas se o cuidador não testemunhou a criança engolindo algo, ele pode não citar isso como uma causa em potencial até ser questionado. Algumas condições resultam de uma infecção prévia, como a síndrome de Guillain-Barré ou a dor no quadril/alteração de marcha no que parece ser uma criança saudável no momento da ligação (síndrome pós-viral do quadril). Você deve sondar um pouco "fora da caixa" para garantir que o problema não esteja relacionado com uma causa menos típica.

Gestação
Qualquer dor abdominal em mulheres em idade fértil ou quaisquer outros problemas que sugiram uma potencial gestação exigem que você pergunte sobre o último período menstrual e, tão importante quanto isso, se ele foi normal. A última questão costuma ser omitida, mas uma mudança nos ciclos menstruais, como um período mais curto ou mais longo que o habitual, pode ser importante para seu diagnóstico operacional. Você deve se certificar o máximo possível de que não exista a probabilidade de gestação antes de descartá-la. Algumas perguntas sobre atividade sexual, métodos contraceptivos e se a mulher acha que pode estar grávida ou não são até certo ponto redundantes. As adolescentes podem dizer que não são sexualmente ativas ao telefone, pois os pais podem estar ouvindo. As mulheres insistem que não poderiam estar grávidas porque seu parceiro está longe, elas usam contraceptivos ou seu parceiro fez vasectomia e, em todos os casos, ainda assim ocorreu a gestação. (Lembro-me de uma ligação em que uma mulher insistiu que não poderia estar grávida, pois seu marido havia retornado recentemente de uma viagem de 6 meses no exército e, ainda assim, ela estava com 3 meses de gestação – não é uma situação agradável para ninguém). Se você estiver preocupado em relação à gestação, é melhor tratar cada caso individualmente e descartá-la com exames adequados, em vez de confiar na avaliação da paciente sobre se ela poderia ou não estar grávida.

Medicamentos usados com ou sem prescrição médica
Os idosos são particularmente suscetíveis aos efeitos adversos dos medicamentos, pois costumam tomar uma grande quantidade e diversos tipos de medicamentos prescritos por diferentes médicos. Isso pode causar interações, o que por sua vez é a causa de seu problema. Algumas vezes, o que causou o problema foi algo comprado sem prescrição médica, como um "fitoterápico" que é contraindicado com os medicamentos prescritos em uso. Outros pacientes podem ter tentado usar o medicamento de outra pessoa para ver se funcionava consigo e isso, novamente, é a razão do problema atual.

Alergias
A verificação de potenciais alergias deve ser sempre parte de qualquer avaliação e, em especial, quando houver edema de face, dificuldade respiratória ou erupção cutânea. Se estiver aconselhando ou prescrevendo medicamentos, você deve sempre se certificar de que os pacientes possam tolerar o medicamento e orientá-los sobre o reconhecimento de reações alérgicas no caso de nunca o terem usado.

Certa vez, fui contatada por um MFC que tinha sido criticado pelo serviço de plantão em que trabalhava porque não perguntou sobre alergias em um caso de triagem telefônica de uma criança com amigdalite. Ele encaminhou a criança para atendimento presencial (por outro MFC), o qual prescreveu um medicamento, porém igualmente sem verificar a presença de alergias. Acontece que a criança era alérgica aos antibióticos. Considerei que o serviço estava sendo duro demais com o médico da triagem, pois ele não prescreveu nem aconselhou nenhum medicamento, e que a falha ocorreu pelo MFC que o prescreveu e não checou a presença de alergias. Dito isso, é uma boa prática verificar a presença de alergias durante sua avaliação, em especial para descartar isso completamente como causa de alguns sintomas. Isso também pode ser esperado pelo seu serviço, de modo que é melhor descobrir se essa deve ser uma questão de rotina em todos os casos.

História social

Esse ponto deve ser deixado quase para o final da avaliação, pois pode ser que uma situação social faça a diferença entre atender presencialmente ou não um paciente. Ao analisar o paciente como um todo, pode ser que as circunstâncias sociais dificultem um autocuidado com segurança. Por exemplo, no caso de pacientes idosos que moram sozinhos, ou em uma situação na qual uma criança não está agudamente enferma, mas o cuidador não parece capaz de cuidar dela, você pode preferir uma consulta presencial. Algumas visitas domiciliares costumam ocorrer por haver muitas outras crianças na mesma casa para serem cuidadas, sendo que levar todas elas para atendimento no meio da noite não é algo aceitável nem apropriado. Você pode optar por atender os pacientes idosos em casa ou com seus cuidadores para ver como é o relacionamento deles. No caso de crianças que estão "sob risco", isto é, que sejam potencialmente negligenciadas ou abusadas, sua condição clínica no momento da ligação pode não parecer preocupante, mas, devido às circunstâncias sociais, pode ser mais seguro vê-las fisicamente. Porém, se a criança estiver com um cuidador apropriado, o qual você conhece e em quem confia, ela passa a ser como qualquer outra criança e não necessariamente "de risco" no momento da ligação.

Número de contatos

O número de contatos que um paciente tem com o serviço pode, por si só, ser uma "bandeira vermelha" significativa, mas não se trata tanto do número de contatos, mas sim de:

- número de contatos, então
- motivo dos contatos, então
- durante qual período de tempo.

Os contatos frequentes relacionados com o mesmo problema durante um curto período de tempo enviam um sinal completamente diferente dos contatos frequentes sobre problemas diferentes durante um curto período de tempo. Novamente, vários contatos sobre diversas coisas diferentes ao longo de vários meses não necessariamente indicam um risco. De modo inverso, se você atende um paciente que há anos não é atendido no serviço, ele pode ter um risco maior do que um "paciente frequente", pois o primeiro raramente busca cuidado.

Infelizmente, já houve vários casos em que o número de contatos foi uma grande "bandeira vermelha", mas isso não foi reconhecido como tal. Na Inglaterra, a morte, em 2005, da paciente Penny Campbell, ocorreu após 8 contatos com um serviço de plantão, dos quais apenas o primeiro e o último resultaram em uma avaliação presencial. Esse trágico caso catalisou mudanças significativas que foram introduzidas nos registros e compartilhamento de informações nesses serviços. Um dos principais pontos de aprendizado, acredito, foi de que houve contatos frequentes com sintomas que não melhoraram, pioraram ou mudaram, em uma paciente com boa saúde prévia. Os clínicos envolvidos no caso citaram o fato de que, como não conseguiram acesso aos registros do prontuário após cada consulta, não sabiam que a situação estava piorando. Mas, mesmo sem ter esse acesso ou sem a possibilidade de revisar o prontuário de saúde completo, o fato de ter havido tantos contatos em um intervalo de tempo tão curto deveria ter levado a uma revisão física completa e muito mais precoce, na minha opinião.

Por fim, muitos clínicos irão garantir que um paciente receba atendimento presencial se tiver havido mais de dois contatos pelo mesmo problema. Isso é completamente razoável, mas uma terceira ligação telefônica inicialmente deve ainda assegurar que o paciente seja atendido presencialmente no momento certo e no local correto – apenas no caso de você estar pensando "Qual o sentido da terceira triagem?".

Então, agora que abordamos como coletar a história clínica de forma estruturada e para garantir que você obtenha o máximo possível de informações (considerando a ausência do exame físico), espero que seja capaz de compreender o quão arriscado pode ser acelerar essa parte da ligação. O seu desafio é obter informações de boa qualidade o mais rapidamente possível e decidir se elas são suficientes. Porém, como decidir o momento adequado de parar de fazer perguntas?

4.4 Como você sabe a hora de parar de fazer perguntas?

Um dos problemas ou riscos das consultas por telefone é que a ligação pode demorar demais – um risco se for uma situação de urgência e um risco se outros pacientes estiverem aguardando ligações. O excesso de informações também pode impedir que você pense com clareza: é mais fácil se confundir ou ficar inseguro quando há informações demais. Então, como saber se tem informações suficientes para tomar uma decisão com segurança?

Eu sugeriria que, após obter a história clínica da maneira discutida na última seção, junto com uma avaliação de como o paciente soa ao telefone, você deve muito rapidamente ter identificado se há necessidade de ação imediata e precisa chegar a um desfecho para a ligação em poucos minutos (algumas vezes até em segundos). Se não houver perigo imediato para o paciente e você consegue obter uma história mais completa (ver Seção 4.3), esteja preparado para parar a qualquer momento quando sentir que deve agir. Se você tiver continuamente confirmado a sua compreensão durante a ligação e for apropriado obter uma história clínica completa, aproveite uma última oportunidade para verificar que a sua compreensão do problema ainda está de acordo com a do interlocutor antes de oferecer um aconselhamento. Você pode precisar de um momento para refletir sobre tudo antes de discutir o desfecho adequado para a ligação. É comum que as pessoas que fazem a triagem acelerem essa parte da ligação, quando é importante que você seja claro sobre o que escutou, ficando satisfeito por não precisar de mais esclarecimentos.

Você poderia dizer algo do tipo:

Quero apenas repassar a nossa conversa para ter certeza de que temos todo o necessário, antes de decidir o que é melhor para você. Ficarei em silêncio por alguns segundos enquanto penso.

Ou, talvez, de maneira mais simples:

Me dê apenas um segundo para eu pensar a respeito.

Então, faça exatamente isso. Pense um pouco (seria bom se o interlocutor também ficasse em silêncio!) e reflita sobre todas as informações para decidir se tem o necessário para a tomada de decisão. Caso tenha seguido a estrutura sugerida, deverá achar muito mais fácil decidir que já completou sua avaliação e que pode oferecer seu conselho com confiança.

Se você achar que ainda precisa de mais informações, considere a relevância disso. Evite ficar distraído com informações irrelevantes ou com algo que não esteja relacionado à situação atual (ver Capítulo 6).

Eu o aconselharia a não oferecer um desfecho para a ligação e depois fazer mais perguntas, a menos que isso seja absolutamente fundamental. Você pode ficar confuso e menos confiante (e o interlocutor também). Porém, se tiver certeza de que uma nova pergunta poderia alterar sua tomada de decisão para um grau maior de segurança, deve fazê-la.

Quanto mais aprimorar sua capacidade de tomar decisões de forma rápida e confiante, menos ficará tentado a fazer perguntas após discutir o desfecho da ligação. Então, após completar seu questionamento, como faz o encerramento da ligação?

4.5 Como encerrar uma ligação?

Encerrar uma ligação é uma das partes mais difíceis na maioria das triagens, sendo um aspecto em que muitos clínicos têm dificuldade. O encerramento da ligação tem duas partes: chegar clinicamente ao fim da consulta (incluindo a formação de uma rede de segurança) e, então, a despedida propriamente dita. Vamos analisar antes o primeiro ponto, pois se trata do estágio final da interação clínica, e depois veremos como desligar o telefone quando for o momento adequado.

A formação da rede de segurança é com certeza parte do encerramento da ligação, mas, como ela é provavelmente a parte mais importante de qualquer ligação, é melhor abordá-la como um assunto isolado (ver Seção 4.6). Avaliaremos o que pode acontecer quando seu aconselhamento não é aceito no Capítulo 5.

Estágio 3 – Encerramento da ligação

Você está agora a ponto de oferecer seu conselho/recomendação/desfecho, mas deve considerar fazer a seguinte pergunta ao interlocutor: "Há alguma outra coisa com a qual esteja preocupado?", antes de passar ao seu plano de manejo para a situação.

Algumas vezes, há algum interesse ou preocupação ocultos e que só podem ser descobertos se for permitida ao interlocutor essa oportunidade final para se expressar e, se for o caso, isso é exatamente o que deveria perguntar. Em geral, é o seu instinto clínico que lhe diz que algo não está bem apesar da ausência de "bandeiras vermelhas" durante a sua avaliação. Esse instinto, o qual é desenvolvido com o tempo, não deve ser ignorado. Sabemos que muitos juízos clínicos são feitos por causa dessa capacidade que desenvolvemos à medida que nos especializamos. Em relação ao cuidado por telefone, isso é mais difícil de obter, pois não podemos enxergar o paciente e reconhecer quando a história clínica não combina com o que vemos. Porém, bons profissionais de triagem desenvolvem esse instinto para quando algo não soa bem ou para quando as palavras usadas não combinam com o que se escuta, isto é, a forma como soa o paciente. De certa forma, estou diretamente contradizendo meu conselho anterior, que sugeria que você realmente escutasse o que está sendo dito. Algumas vezes, não importa o que escutou, você simplesmente sabe que a situação ou história clínica não fazem sentido. Você não consegue explicar isso, mas sabe que algo não está bem. Se tiver esse tipo de reação (e isso poderia ser simplesmente o fato de uma mãe ter dito "Eu nunca o vi assim antes"), a coisa mais segura a ser feita é seguir o seu instinto clínico.

Porém, o lado ruim dessa questão aberta é que você também está permitindo que o interlocutor potencialmente "controle" a ligação (ver Capítulo 6). Já vi interlocutores dizerem que os semáforos não estavam funcionando ou que a lata de lixo não tinha sido esvaziada e se eu poderia fazer algo a respeito, além das habituais solicitações para repetir prescrições ou dar atestados.

Quando você faz esse tipo de questão aberta, está atraindo essas respostas. Pode ser que você evite as solicitações inadequadas tornando a questão mais específica:

Há alguma coisa relacionada a esse problema atual que você acha que devo conhecer?

Isso ajuda a manter a conversa restrita ao motivo da consulta em vez de dar permissão para falar sobre qualquer coisa.

Essa questão também está diretamente ligada à pergunta de sondagem inicial "O que espera que eu possa fazer por você hoje?" (ver Seção 4.3, subseção "Defina os interesses do interlocutor"). Se você definiu os interesses do interlocutor no início da ligação, não precisaria verificar novamente no final se há algo o preocupando; você teria identificado suas preocupações antes de começar a avaliação.

Compreendo que esse ponto é difícil para alguns clínicos, mas espero que entenda como essa simples questão pode prolongar desnecessariamente a ligação.

Após oferecer sua recomendação sobre o melhor plano de cuidados e chegar a um acordo (ou não, como pode acontecer – ver Capítulo 5), você precisará oferecer uma "rede de segurança" (ver Seção 4.6). Mas outra parte do encerramento da ligação é fornecer informações sobre autocuidado. Qual é a melhor maneira de fazer isso?

Aconselhamento sobre autocuidado

Mesmo que você esteja agendando uma consulta presencial para o paciente, pode ser necessário oferecer autocuidado, também conhecido como "cuidado domiciliar" ou "automanejo". Um dos benefícios dos cuidados de saúde ao telefone é empoderar e educar o paciente, e isso ocorre quando temos a oportunidade de abordar o autocuidado inadequado ou de fornecer informações que possibilitem que os pacientes cuidem de si mesmos.

Uma das críticas de alguns programas de computador comercialmente disponíveis para a triagem é que os clínicos oferecem muitas das informações sobre autocuidados disponíveis em seus sistemas e isso deixa a ligação muito longa ou confunde o interlocutor ao oferecer informações demais. Para alguns problemas, como a influenza, por exemplo, pode haver muitas páginas de informações sobre automanejo que poderiam ser usadas. Isso pode tornar a ligação excepcionalmente longa, tanto verbalmente quanto em relação ao registro da ligação. Mesmo que se trate de excelentes informações baseadas em evidências, da mesma maneira que os clínicos podem ser afetados pelo excesso de informação, podemos fornecer informações demais sobre autocuidado.

Uma maneira de certificar-se de ter fornecido informação focada sobre autocuidado, enquanto se mantém a atenção do interlocutor, é considerar dizer:

Eu vou dizer três coisas importantes, as quais você pode tentar fazer...

E, depois, fazer exatamente isso. Se você sentir que o interlocutor precisa de mais do que três coisas, faça isso em partes, dizendo:

Na verdade, há uma quarta e uma quinta coisas que também poderiam ajudar. Elas são...

Ao oferecer as informações em ordem numérica, você ajuda o interlocutor a lembrar melhor as coisas. Isso também ajuda a ter certeza de que está focado nas principais coisas a serem feitas, em vez de bombardear o interlocutor com várias terapias menos importantes e perder sua atenção.

Após oferecer suas opções de autocuidado, pode achar útil pedir que o interlocutor repita para você a sua compreensão do que pode tentar fazer, conforme discutido no capítulo sobre comunicação. Isso é especialmente importante se estiver recomendando ou aconselhando quaisquer tratamentos medicamentosos.

Após a discussão sobre o manejo por autocuidado e a rede de segurança (ver Seção 4.6), você deve encerrar a ligação de forma rápida e eficiente, sem que o interlocutor sinta como se você estivesse "encerrando o assunto" e com pressa de desligar o telefone.

Se você estivesse no consultório, talvez começasse a encerrar a consulta terminando as anotações, entregando uma prescrição, levantando-se da cadeira e caminhando até a porta, entregando o casaco do paciente ou até caminhando com ele até o lado de fora do consultório para demonstrar que está encerrando a interação. Ao telefone, é mais difícil indicar que a consulta deve ser encerrada.

Trata-se apenas de se despedir – mais fácil dizer do que fazer. Considere desenvolver seu próprio "roteiro" para a despedida, como:

Bem. Espero que você melhore logo. Obrigado por sua ligação. Até logo.

Ou

Obrigado por sua ligação. Tenho certeza de que as coisas vão melhorar logo, mas, caso não melhorem, lembre-se de tudo que discutimos sobre o que tentar fazer e quando entrar em contato no caso de mudança ou piora do quadro. Até mais.

Então, você desliga o telefone. O padrão-ouro em serviços telefônicos comerciais é que o interlocutor deve desligar antes, mas, na prática clínica, isso pode levar a uma conversa interminável. Desde que você saiba que abordou tudo e que esteja claro para todos quais são as próximas etapas (ver Capítulo 5, Seção 5.3), você pode desligar o telefone após despedir-se.

Todavia, conforme já discutimos, a coisa mais importante a ser abordada antes de desligar é verificar que o interlocutor sabe o que fazer em caso de mudança na situação. Isso costuma ser chamado de "rede de segurança", mas o que significa exatamente?

4.6 O que realmente significa rede de segurança?

A maneira como você oferece uma rede de segurança no final da ligação é provavelmente a parte mais importante da ligação e, dessa forma, a parte mais importante deste livro – em especial quando está oferecendo aconselhamento apenas por telefone e não consegue ver o paciente. Infelizmente, isso também é feito de maneira precária em muitas ligações, pois o clínico pode não fornecer informações suficientes sobre os riscos que poderiam continuar a existir. Uma boa rede de segurança protege o paciente e o profissional que faz a triagem.

A forma mais fraca de rede de segurança é quando o profissional que faz a triagem fala de forma inespecífica, como:

Ligue de volta se ficar preocupado com alguma coisa.

Isso pode parecer razoável, mas o que exatamente significa? Você com certeza está dando permissão para que o interlocutor faça contato em caso de preocupação, mas com o que ele deveria se preocupar? Você está arriscando receber ligações em que a "preocupação" é de que ele ainda está apresentando os mesmos sintomas após mais um dia quando isso é totalmente esperado, considerando a trajetória da doença – uma ligação telefônica que consome tempo e é desnecessária. De modo alternativo e mais preocupante, o interlocutor ou paciente pode não reconhecer que algo mudou ou piorou e que precisa de assistência mais urgente e, assim, não faz nenhuma ligação. Alguns pacientes ficam relutantes em ligar para pedir ajuda, apesar de reconhecerem que algo não está certo.

Mesmo que esteja planejando uma consulta presencial (incluindo uma resposta de emergência, como uma visita domiciliar de urgência ou uma consulta em um pronto atendimento), você deve considerar a adição de alguma rede de segurança em relação ao que fazer no caso de as coisas mudarem ou piorarem antes da chegada da assistência médica ou antes que o paciente seja atendido.

Então, o que queremos dizer com "rede de segurança"? Há três partes em uma boa rede de segurança que irão proteger o interlocutor em relação a danos e que também podem proteger você em caso de problemas legais.

Trata-se dos três "Qs":

- O *que* precisa ser observado (sintomas que pioram ou mudam, incluindo a melhora). Verifique duas vezes a compreensão do interlocutor em relação ao que deve ser observado e não suponha que ele tenha compreendido tudo. Seja específico, em especial quando alguma coisa se apresenta de forma limítrofe no momento da ligação. Ao discutir várias coisas, concentre-se naquelas mais preocupantes, e não em sintomas menos fundamentais.
- *Quando* deve contatar alguém (o intervalo de tempo em que deve esperar piora dos sintomas).
- *Quem* deve ser contatado (considerando a mudança nos sintomas e o horário do dia).

Por exemplo, digamos que você tenha acabado de dar conselhos a um pai sobre como manejar uma criança com sintomas sugestivos de uma infecção viral não complexa. Seu conselho sobre o que deve ser observado pode incluir aumento ou excesso de vômitos, aumento da letargia e piora da temperatura apesar do uso de antipiréticos. Isso é "o que deve ser observado". Você pode, então, dizer que os sintomas em seu estado atual podem durar até três dias, mas, se continuarem além do terceiro dia ou se piorarem durante esse período (aqui entra o "quando"), ele deve fazer novo contato. Porém, se os sintomas da criança piorarem quando o serviço de saúde estiver fechado, o pai deve ligar para o serviço de plantão (aqui entra o "quem"). E se os sintomas ficarem mais intensos ou se os pais estiverem preocupados em relação à meningite e não houver nenhuma "bandeira vermelha" no momento da ligação? Se você tiver aconselhado os pais a observarem a presença de erupção cutânea na forma de petéquias e rigidez de nuca ("o que deve ser observado") e isso aparecer, a última coisa que você deseja é que eles façam contato com serviços de atenção primária a qualquer hora do dia ou da noite. Você os aconselharia a fazer contato com serviços de emergência por telefone ou a irem até um atendimento de emergência ("quem deve ser contatado") e com brevidade ("quando fazer contato").

No caso de idosos, sabemos que eles utilizam muito pouco os serviços de plantão e, assim, você deve enfatizar a importância de fazer contato (e, se possível, fornecer detalhes do contato) caso seu serviço de saúde de referência esteja fechado, em vez de esperar pela reabertura do serviço.

Se você tiver aconselhado o autocuidado e o paciente estiver sozinho, pode querer considerar a recomendação de que alguém fique com ele. Ele é capaz de pedir ajuda no caso de as coisas piorarem? É fundamental a rede de segurança após o aconselhamento por telefone em vez de programar uma consulta presencial. Você deve ter certeza de que o interlocutor sabe exatamente o que deve ser observado e quando deve buscar ajuda. Você pode até ter de se certificar de que o telefone do interlocutor esteja carregado quando ele estiver sozinho, pois é nesse momento que vai pedir ajuda.

Espero que consiga ver como um simples "ligue de volta se ficar preocupado" não oferece muita proteção. Discutiremos o registro da rede de segurança em suas anotações no Capítulo 7. Isso é igualmente importante, em especial na ausência de registros de voz. Porém, o que fazer se você e o interlocutor não concordarem em relação ao desfecho da ligação?

Referências

1. Epstein O, Perkin GD, Cookson J, *et al. Clinical Examination.* (4th edn). St Louis, MO: Mosby Elsevier, 2008.
2. Covey SR. *The 7 Habits of Highly Effective People: powerful lessons in personal change.* New York, NY: Simon and Schuster, 1989.
3. Leprohon J, Patel V. Decision-making strategies for telephone triage in emergency medical services. *Medical Decision Making* 1995; **15(3)**: 240-53.
4. Wheeler S. *Telephone Triage Protocols for Adult Populations.* (3rd edn). New York, NY: McGraw-Hill Medical, 2009.

CAPÍTULO 5

Manejando o encerramento da ligação

5.1 E se o interlocutor não aceitar o seu conselho?

Apesar dos seus esforços para oferecer o desfecho mais seguro e adequado para seu interlocutor e/ou paciente, haverá situações em que este aconselhamento não será aceito ou em que você não conseguirá chegar a um acordo em relação ao desfecho da ligação. Então, o que fazer se isso acontecer?

É sempre melhor prever um potencial conflito e ter pronto um "plano B". Porém, o segundo plano ainda deve garantir que o paciente esteja o mais seguro possível, considerando a sua idade e a natureza da ligação. Algumas vezes, temos que aceitar o fato de que nem sempre podemos agradar a todo mundo; os pacientes têm o direito de não seguir nosso conselho. Já falamos sobre exigências *versus* expectativas dos pacientes, mas algumas vezes simplesmente não podemos oferecer o que o paciente deseja (p. ex., um horário específico para consulta). Pode ser que isso não seja apropriado, como uma visita domiciliar que não seja razoável, considerando a natureza da queixa e a capacidade do paciente de consultar em uma clínica ou consultório. Pode ser que isso não seja seguro, como uma solicitação inadequada de medicamentos. Pode haver outras circunstâncias ou situações impossibilitando que os pacientes sigam seus conselhos, mas escolher não seguir os conselhos não é a mesma coisa que não ser capaz de segui-los, conforme discutido no capítulo anterior.

Vamos considerar uma situação em que o paciente não consegue seguir as orientações, em vez de escolher não segui-las. Há várias condições em que o paciente pode não ser capaz de seguir seus conselhos (em vez de escolher não segui-los), como quando o paciente é:

- Uma criança (dependente dos outros para aceitar conselhos ou ter acesso aos cuidados de saúde)
- Um adulto jovem (com menos de 18 anos de idade e capaz de escolher se aceita seu conselho ou de acessar os cuidados de saúde), mas sem acesso a transporte ou recursos para transporte

- Uma pessoa idosa com diversos problemas relativos a acesso a transporte, condições de se deslocar e capacidade mental
- Uma pessoa socialmente isolada
- Um adulto com mais de 18 anos de idade, mas sem transporte ou recursos para transporte
- Uma pessoa mentalmente incapacitada (não idosa)
- Uma pessoa que vive em uma instituição de cuidados (e dependente de outras para ter acesso aos cuidados de saúde)

Quando há circunstâncias que dificultam ou impossibilitam que o paciente faça o manejo de seus próprios cuidados de saúde, pode ser mais fácil tomar sua decisão sobre qual será o "plano B" com base na idade do paciente e/ou sua capacidade mental.

Se o paciente for uma criança ou alguém que não pode tomar suas decisões, você deve enfatizar com o cuidador a importância de aceitar o seu aconselhamento, expondo claramente as razões para isso. Ele compreende o que está acontecendo? Você explicou o diagnóstico diferencial e a trajetória da doença? *Você deve esclarecer se ele está ou não tomando uma decisão informada.*

Por exemplo, digamos que você tenha avaliado uma criança que lhe pareceu estar com uma infecção significativa do trato respiratório superior e que necessita de exame adicional, mas cujo pai está relutante em trazê-la até o consultório, pois o tempo está ruim e ele tem outras três crianças para cuidar. Não é que ele não consiga ir até o consultório, ele apenas prefere não ir. Uma boa maneira de lidar com isso é dizer:

A partir do que me disse, a razão pela qual estou sugerindo que (cite o nome da criança) seja atendida dentro de (estipule o prazo) é que não consigo descartar uma pneumonia. Eu realmente precisaria vê-la para ter certeza de que ela não necessita de antibióticos ou de qualquer outro tratamento. Se ela não receber o tratamento correto, isso poderia se transformar em uma infecção mais significativa, como pneumonia, e ela poderia piorar muito. Atenderei (a criança) assim que puder quando você chegar; a espera não será longa.

As frases principais são "a partir do que me disse" – o que coloca o ônus sobre o cuidador – e "não consigo descartar" – o que claramente afirma qual poderia ser o problema (o diagnóstico inicial). Ambas as frases dizem ao pai que seu conselho se baseia no que foi dito por ele combinado com o seu julgamento do que poderia estar ocorrendo ou do que ocorrerá caso ele não leve a criança até o atendimento. Dizer que ele não esperará muito tempo também pode agir como um incentivo. A maioria dos cuidadores responderá a isso, mas, se ainda houver dificuldade para ganhar a confiança, lembre-se de que as suas preocupações e o seu papel em relação aos cuidados se referem à criança. Se o cuidador ainda se recusar e insistir em uma visita domiciliar, cada ligação deve ser abordada individualmente. Qual é o seu grau de preocupação em relação à criança?

Se você aconselhou que a criança deveria ser atendida dentro de 2 horas, mas o cuidador não consegue chegar ao consultório em menos de 4 horas devido a problemas de transporte, por exemplo, o que deve ser feito? Já discutimos a importância de ser claro sobre o prazo de tempo que um paciente pode aguardar com segurança até ser atendido no Capítulo 1, Seção 1.4 (necessidade clínica *versus* opções de acesso), então, agora, você terá clareza em sua tomada de decisão. Se tiver certeza de que uma criança deve ser atendida dentro de 2 horas e que ela não deve aguardar mais do que isso antes de ser avaliada presencialmente, deve ter muito cuidado com mudanças de objetivo. Se você disser "Venha até aqui quando puder" e esperar que isso ocorra em menos de 2 horas, ainda há o risco de que isso aconteça em até 4 horas, por exemplo, e, então, o que você faria se o cuidador chegasse 4 horas depois com uma criança que agora apresenta um quadro clínico grave? No caso de uma criança, se você tiver feito um julgamento clínico de que ela precisa de avaliação e cuidados adicionais dentro de um determinado intervalo de tempo e a criança não conseguir chegar, *pode ser que você tenha de ir até a criança*. Em um serviço movimentado, isso nem sempre é razoável. Você tem mais pacientes e outras tarefas a cumprir. Talvez haja um serviço de pronto atendimento ou de emergência mais próximo da criança aonde o pai consiga chegar mais depressa. Se isso não for possível, e, dependendo da gravidade da doença, você pode até considerar obter transporte para a criança até o hospital, mas essa é uma medida extrema que não seria necessária no caso de ela precisar de atenção primária. Se o pai escolher não seguir o seu conselho, seu "plano B" dependerá de suas razões para querer atender rapidamente a criança e da rapidez com que isso deve ser feito. Muitos clínicos dirão que, desde que eles sejam claros em relação à piora dos sintomas, é responsabilidade do cuidador levar a criança para o atendimento. Compreendo isso, mas, se você achou que uma criança deveria ser atendida dentro de 2 horas, por que isso aconteceu? Seria muito difícil dizer "Não foi culpa minha" se algo ruim acontecesse, pois você definiu a necessidade de a criança ser atendida dentro de 2 horas, mas não se certificou de que isso aconteceria. A sua responsabilidade em relação aos cuidados seria questionada?

Já vi serviços dizerem que quando o cuidador se recusa a levar a criança para ser atendida e insiste em uma visita domiciliar (um nível inadequado de cuidados), isso pode ser relatado ao serviço social. O fato de negar o acesso aos cuidados de saúde para a criança (i.e., quando o cuidador é capaz de levar a criança até o consultório e o deslocamento não pioraria o quadro dela, mas opta por não fazê-lo) poderia ser interpretado dessa forma. Apesar de tal opção estar disponível para a equipe clínica, ela raramente era colocada em prática, pois parecia mais fácil render-se ao pedido do cuidador do que relatá-lo ao serviço social. Porém, um serviço obteve sucesso significativo com essa estratégia, reduzindo o número de visitas domiciliares. Os clínicos irão sempre querer ter certeza de que a criança está recebendo o cuidado necessário antes de qualquer coisa. Além disso, a ameaça de envolver o serviço social poderia causar danos irreparáveis na relação com o cuidador e até resultar em falta de futuros contatos, o que poderia representar um risco para a criança. Também compreendo que essas medidas poderiam ser necessárias, pois alguns cuidadores podem usar de maneira completamente inadequada o serviço de visitas domiciliares. As visitas domiciliares inadequadas podem colocar em risco outros pacientes e clínicos: os pacientes podem ter de esperar ainda mais tempo que o necessário por uma visita domiciliar e a equipe clínica corre risco ao realizar visitas domiciliares com tempo ruim ou trânsito intenso.

É claro que isso é uma forma extrema de lidar com solicitações inadequadas para visitas domiciliares, mas, se estiver preocupado com a criança, pode vir a ser necessário usar essas táticas para obter a cooperação do cuidador. Não há maneira simples de resolver a questão de quando e onde a criança deve ser atendida e, conforme discutido antes, você terá de tomar uma decisão a cada situação com base em seu conhecimento da criança, do cuidador e das circunstâncias sociais, bem como dos recursos de que dispõe. O fator mais importante deve ser sempre "o que é melhor para a criança". Mesmo que o cuidador esteja abusando do serviço, se você estiver preocupado com o bem-estar da criança, sua decisão deve ser sempre a de garantir a segurança dela em primeiro lugar. Você pode querer buscar mais informações sobre o manejo desse tipo de situação com as autoridades locais, com a organização em que trabalha ou mesmo com seu seguro pessoal. A salvaguarda da criança é a sua preocupação primária, e você deve sempre garantir que ela receba o cuidado necessário, ainda que seja necessário estipular claramente as consequências de não seguir a orientação dada ou de atender a criança em casa, mesmo que isso não seja clinicamente apropriado.

Porém, em relação aos adultos, as suas táticas serão diferentes. Se tiver certeza de que necessitam de avaliação presencial e tiver clareza em relação ao intervalo de tempo adequado, você pode ter que ir até eles no caso de eles não poderem ir até a consulta ou se o deslocamento puder causar piora clínica. Mas, e se for um paciente adulto e capaz cujo deslocamento não piore o quadro clínico? As mesmas obrigações se aplicam a você?

Discutiremos se você fez o bastante na próxima seção, mas outra maneira de obter a cooperação dos pacientes (em especial quando eles não aceitam um nível mais alto de cuidados) é aquilo que os enfermeiros costumam chamar de "obrigação de assustar"! Pessoalmente, já usei esse tipo de abordagem várias vezes com pacientes idosos que se negaram a receber uma ambulância após descreverem sintomas sugerindo um evento cardíaco:

> *A partir do que me disse, não consigo descartar a possibilidade de um ataque cardíaco. Se você não permitir que eu mande imediatamente uma ambulância, poderá morrer.*

Se, ainda assim, o paciente se negar, eu diria:

Como lhe falei, a partir do que me disse que está acontecendo, você poderia estar tendo um ataque cardíaco. Tem certeza de que não posso mandar uma ambulância para você?

Nesse ponto eles costumam concordar, mas se isso não acontecer e não houver razão para suspeitar de problemas mentais, eu terminaria dizendo:

Certo, farei uma observação por escrito sobre o fato de eu ter aconselhado firmemente o envio de uma ambulância por suspeita de ataque cardíaco e você ter declinado da oferta.

Deixe claro para o interlocutor ou paciente que você está documentando a decisão dele de não seguir a orientação dada ("declinar" é uma forma menos agressiva de dizer "recusar"), mas que é direito dele fazer isso. Porém, nesse momento pode ser que ele aceite a sugestão.

Em resumo, essa é uma situação muito difícil de manejar, de modo que, ao pensar sempre primeiro na segurança do paciente, poderá ser mais fácil tomar uma decisão. Se estiver preocupado com um paciente e ele não vier até o consultório, deverá considerar o que poderia acontecer se ele não receber cuidados dentro do prazo recomendado – mas, há algo mais que se possa fazer?

5.2 Você fez o suficiente?

Se aconselhar um adulto para que ele seja atendido, mas ele se recusar a aceitar o desfecho proposto, você deve ceder com uma visita domiciliar quando isso não for apropriado?

Se os pacientes forem capazes de ter acesso aos cuidados que você recomendou, mas se negarem a fazê-lo, desde que compreendam o motivo de você ter chegado a essa conclusão e entendam as consequências de não buscar o cuidado aconselhado, a escolha é deles. A principal coisa aqui é *garantir que estejam tomando uma decisão informada*. Isso é especialmente importante se for recusada uma consulta presencial e o paciente preferir o automanejo ou uma consulta presencial fora do prazo estipulado como adequado em sua recomendação.

Por exemplo, digamos que você tenha avaliado um adulto com sintomas de uma infecção respiratória baixa significativa e tenha recomendado que ele seja atendido no mesmo dia, mas ele diz que se sente demasiadamente mal para sair de casa, ou que prefere vir no próximo dia ou ser atendido por seu próprio MFC em outro momento; o que você faria?

Você deve explicar que não consegue descartar uma infecção que pode exigir tratamento, caso contrário ela poderia ficar muito grave e até evoluir para uma pneumonia. Se o paciente ainda recusar o seu conselho, então essa é a decisão dele. Contudo, se não explicar as razões e as consequências, não estará permitindo que o paciente tome uma decisão informada, o que o tornaria responsável pelo desfecho ocorrido.

Já houve casos de pacientes que recusaram consultas presenciais no consultório ou clínica (isso costuma acontecer em serviços de plantão) e, quando ficaram muito mal (infelizmente até morrendo), a família acusou os clínicos de negligência, pois não fizeram uma visita domiciliar. Em minha opinião, se um paciente declina de um atendimento presencial quando é capaz de comparecer (para esclarecer, isso significa que ele é fisicamente capaz de comparecer ao consultório e isso não resultaria em deterioração de sua condição clínica) e recebeu explicações claras sobre o motivo de precisar ser atendido e o que poderia acontecer se não aceitasse o conselho do clínico, passa a ser responsabilidade do paciente ignorar o aconselhamento. Todavia, quando o clínico tiver dúvidas sobre a capacidade do paciente de tomar uma decisão informada, ou quando houver a possibilidade de deterioração da condição clínica do paciente com o deslocamento, poder-se-ia argumentar que o clínico tem a responsabilidade pelo cuidado e deve ir até o paciente, isto é, realizar uma visita domiciliar ou, se isso não for possível dentro do prazo devido a outros compromissos, talvez seja necessário arranjar o transporte do paciente até o hospital.

No caso de uma criança, conforme discutido na seção anterior, o clínico é responsável por ela. Se os pais ou cuidadores se recusarem a levá-la para atendimento dentro do prazo clinicamente relevante para a sua condição clínica no momento da ligação, o clínico deve, antes de tudo, pensar na criança. Se ela precisar de atendimento, o plano pode ser uma visita domiciliar ou a recomendação de outra instituição de saúde mais próxima de casa.

A principal mensagem aqui é *não mudar o desfecho da ligação (p. ex., atendimento dentro de 2 horas mudando para "quando possível") quando o problema é a capacidade do paciente de chegar até você*. Se o pai ou cuidador escolher não transportar o paciente dentro do prazo recomendado e isso tiver sido concordado entre as partes, eu sugeriria que você não pode ser responsabilizado.

Outro problema importante, após se chegar a um acordo sobre o desfecho da ligação com o interlocutor, é estabelecer o que acontecerá em seguida. Você definiu isso de maneira clara?

5.3 Todas as partes sabem o que deve acontecer em seguida?

Depois que você e o interlocutor ou paciente chegarem a um desfecho para a ligação e você tiver sido muito claro em relação ao que isso significa para ele, isto é, tomada de decisão informada, é fundamental que você e o interlocutor tenham clareza sobre os próximos passos a seguir. Já atendi muitas pessoas que tinham aceitado o "autocuidado" e, após gastar alguns minutos falando sobre o que deveriam fazer para o manejo dos sintomas, perguntaram: "Está muito bem, mas quando verei o médico?". É óbvio que eu não tinha sido tão clara quanto imaginava ao explicar o que iria acontecer!

Porém, quando o desfecho tiver sido claramente explicado e aceito, haverá alguma consulta de acompanhamento? O interlocutor compreende o que vai acontecer em seguida? Em muitos casos, você pode querer fazer uma revisão com o paciente mais tarde, mas acredita que isso possa ser feito com uma ligação telefônica. Você explicou isso claramente e o interlocutor compreendeu que você quer saber como estão as coisas, mas que isso será feito por meio de uma ligação telefônica, e não em uma consulta presencial? E de modo inverso, se você quiser atender presencialmente o paciente no seguimento, mas o paciente achar que você vai fazer uma ligação telefônica em vez disso?

Após decidir quais devem ser os próximos passos, certifique-se de ter explicado isso claramente ao paciente e de que ele tenha interpretado o seu aconselhamento da forma correta. Você pode querer dizer algo do tipo:

Apenas para ter certeza de que nós dois compreendemos o que vai acontecer em seguida/quando eu falar com você novamente, você se importaria de repetir o que eu disse antes? Quero ter certeza de que fui claro na maneira como expliquei as coisas.

Lembra-se da seção sobre comunicação e da solicitação para que o interlocutor repita o que entendeu? A mesma técnica é útil aqui.

Após você e o interlocutor estarem esclarecidos sobre os próximos passos, é igualmente importante que registre os detalhes em suas anotações. A menos que você esteja pessoalmente pré-agendando uma revisão, costuma haver outra pessoa envolvida nas próximas etapas – o recepcionista. Muitos pacientes, apesar de você ter esclarecido que a próxima revisão seria feita por telefone, irão esquecer isso e fazer contato com o serviço para marcar uma consulta presencial. Eles dirão ao recepcionista: "O médico/enfermeiro queria me ver de novo em uma semana, de modo que preciso de uma consulta".

Quando estiver operando um "sistema de triagem total" (ver Capítulo 10), é de fundamental importância que todo mundo tenha claro os próximos passos, documentando o que foi concordado entre as partes. Quando o paciente liga e pede uma consulta presencial uma semana depois, o recepcionista pode olhar as anotações e ver o que foi acordado. Se o desfecho tiver sido uma revisão por telefone, ele agendará uma ligação telefônica em vez de uma consulta, dizendo:

Ah, sim. Posso ver que quando falou com/foi atendido pelo MFC, ele registrou em suas anotações que gostaria de falar com você novamente em uma semana. Poderia ligar novamente em (dizer o dia) e pedir um retorno para o mesmo dia? Não se preocupe, se você precisar de uma consulta, o MFC irá programá-la para o mesmo dia.

Se você não estiver operando um serviço de triagem total, o recepcionista poderia dizer:

Posso ver em seu prontuário que o MFC disse que gostaria de fazer uma revisão por telefone da próxima vez. Vou agendar uma ligação de retorno para você em (dizer o dia). Se você precisar de atendimento no mesmo dia após a ligação, não se preocupe. O MFC pode conseguir isso para você.

É sempre um sistema muito mais eficiente empoderar o recepcionista para olhar o prontuário do paciente a fim de ver quais foram os próximos passos programados, caso contrário muitos pacientes farão consulta presencial quando teria sido suficiente uma rápida ligação telefônica. Essa é apenas uma das armadilhas que podem ser encontradas ao se comunicar as próximas etapas. Que outras armadilhas podem ser encontradas?

Armadilhas comuns

CAPÍTULO 6

6.1 Quais são as armadilhas?

Ao longo dos capítulos anteriores discutimos muitas das armadilhas que podem ser encontradas nas avaliações ao telefone. Existem tantas armadilhas que poderia haver um livro só para isso, mas vamos ver algumas das mais comumente encontradas.

Fazer a triagem sem a presença do paciente

Isso é comum de acontecer, em especial quando a ligação é feita por uma terceira pessoa, e em particular no caso de uma criança. Lembre-se de fazer as três perguntas-chave (Seção 4.3):

- Onde está o paciente?
- O que o paciente está fazendo?
- Como o paciente parece para esta terceira pessoa?

Assim há menos risco de você descobrir tarde demais que o paciente não está presente. Fazer a triagem sem o paciente pode levar a erros e pode ser muito perigoso. Em algumas situações, ainda poderá ser necessário progredir com a avaliação mesmo sem o paciente, pois dar algum aconselhamento pode ser mais seguro do que não fazer nada. Por exemplo, quando comecei a fazer triagem por telefone, muitas casas não tinham telefone e os pais iam até uma cabine telefônica no meio da noite para buscar orientações sobre seu filho, o qual estava em casa. Isso raramente acontece hoje com o advento dos telefones celulares, mas ainda é possível. Quão acurada pode ser a avaliação se a criança não estiver presente no momento da ligação? Se você achar que deve tentar fazer a avaliação, talvez seja útil dizer:

Como você não está com (nome da criança), eu só posso oferecer uma avaliação com base na informação recebida. Por favor, entenda que isso pode não ser suficiente e que, nesse caso, falaremos sobre o plano de ação mais seguro. Farei o possível para ajudar, mas se você não conseguir me dizer o que está acontecendo neste exato momento, teremos de fazer algo, como trazer (nome da criança) até o consultório. Vejamos o que podemos fazer.

Porém, em alguns casos eu me recusaria a fazer a avaliação na ausência do paciente, pois não seria seguro oferecer uma orientação baseada em uma informação que poderia ser totalmente incorreta. Nesse caso, eu diria:

Sinto muito, mas não seria seguro que eu oferecesse alguma orientação sem você estar com o paciente, pois a informação que você poderia me dar talvez não fosse acurada. A coisa mais segura a fazer seria ligar de novo quando estiver com o paciente ou levá-lo para atendimento em algum serviço de saúde, como emergência ou pronto atendimento, para mais orientações.

Não se sinta forçado a fornecer uma orientação quando isso não pode ser feito de forma segura. Escolha a opção mais segura ou programe uma nova ligação para quando o paciente estiver presente. Isso pode incluir uma ligação realizada pela pessoa que está com o paciente em vez da pessoa que fez a primeira ligação, por exemplo, se a criança estiver com um dos pais e o outro fez a ligação. É possível falar com a pessoa que está com a criança no momento? Além disso, tenha muito cuidado ao oferecer orientações quando o paciente não tem conhecimento da ligação. Muitos adultos ligam para o MFC preocupados em relação aos pais idosos. Se eles não estiverem presentes no momento da ligação, tenha cuidado ao oferecer orientação com base em informações potencialmente desatualizadas ou, é claro, em relação a qualquer coisa que possa ser considerada confidencial.

Deixar que o controle da ligação seja tomado

Isso descreve a situação em que você está encerrando uma ligação e o interlocutor diz: "Já que está aí..." ou "Posso perguntar sobre..." e você acaba discutindo outra coisa – perdendo o controle da ligação. Isso também poderia acontecer no caso de você perguntar: "Há algo mais em que eu possa ajudar ou com que esteja preocupado?".

Se, desde o início, você deixar clara a razão da ligação e perguntar ao interlocutor o que espera que você possa fazer por ele, conforme discutido na Seção 4.3, não será comum que alguém tome o controle de sua ligação. Se você suspeitar que o interlocutor deseja fazer isso, certifique-se de esclarecer novamente no início da ligação o que ele deseja falar com você, talvez dizendo:

Então, apenas para deixar claro, iremos falar sobre... Você tem certeza de que não há outras coisas mais sobre as quais queira falar hoje?

Se ainda assim o interlocutor o surpreender no final da ligação, você pode decidir se é adequado continuar falando sobre outro assunto ou lembrá-lo de que perguntou no início da ligação o que seria discutido e ele não mencionou um segundo assunto. Você pode sugerir que ele faça outra ligação ou que discuta o segundo assunto quando for atendido pessoalmente, se for esse o caso.

Até certo ponto, perder o controle da ligação pode acontecer por sua própria culpa. Se tiver deixado claro desde o início o que seria discutido, mas depois escolher dar o controle ao interlocutor deixando-o falar sobre outros assuntos, você tem que aceitar as consequências desse ato.

Fazer triagem de informações "irrelevantes"

Já falamos sobre esclarecer a queixa principal e o motivo da ligação, mas ainda é possível fazer a triagem do que seja, essencialmente, informação irrelevante. O interlocutor pode simplesmente mencionar algo que você acha que deve sondar mais a fundo. É por isso que é tão importante gastar algum tempo definindo o motivo da ligação e fazendo a diferenciação entre a queixa principal e os sintomas associados. Já falamos sobre quando sondar e quando aprofundar a investigação no Capítulo 3, mas, em relação a fazer triagem de informação extra, precisamos oferecer um tempo para discutir o que está acontecendo, sem entrar em detalhes sobre algo que, no momento da ligação, não é importante. Porém, a pergunta que você deve estar se fazendo agora é: "Como sabemos se isso é importante ou não?", pois existe o perigo de ouvir algo que você considere irrelevante e que pode ter real importância.

A habilidade na triagem ao telefone é não "correr" para a avaliação antes de descobrir o que realmente está acontecendo. Além disso, devemos ter cuidado em relação à maneira como fazemos as perguntas, pois podemos levar o interlocutor a fornecer informações que não sejam relevantes. Se você questionar o interlocutor sobre uma dor de cabeça e sua resposta indicar que ele percebeu que tinha dor *apenas após* ser questionado, isso não quer dizer que a dor de cabeça não estava presente, mas será que isso era um problema importante se o interlocutor não deu a informação de modo voluntário?

Se houver suspeita de que o interlocutor nem considerava a relevância de alguns sintomas, procure sondar o que está acontecendo, como ele está convivendo com o problema e quaisquer outros sintomas que não tinha percebido (sempre com questões abertas) em vez de falar diretamente: "Você tem..." (questão fechada).

Só porque o interlocutor não mencionou algo especificamente não significa que isso não esteja acontecendo, mas, se você já deu várias oportunidades para mencionar algo e ele ainda não o fez, e isso se mostrar importante, a principal questão que será feita a você é: "Você se esforçou para descobrir?". A pior resposta que você pode dar é: "Ele não me disse nada a respeito disso", a menos que tenha lhe dado a oportunidade de mencionar o fato ou tenha perguntado o suficiente para tentar descobrir se isso era um problema para ele.

Por exemplo, digamos que esteja falando com um paciente que apresenta dor abdominal e você pergunta se ele tem algum problema clínico prévio. Ele dá uma resposta negativa, mas ocorre que ele tem aderências causadas por uma cirurgia abdominal. Se essa era uma potencial causa de dor abdominal, você deveria ter perguntado especificamente se ele já tinha realizado alguma cirurgia. Muitos pacientes não consideram cirurgias de rotina como "histórico médico". Alguns pacientes com uma queixa de saúde atual ainda responderão "Não" ao serem questionados se têm algum problema clínico. Se isso for algum fator que explique os sintomas ou descarte algum diagnóstico, você deve perguntar especificamente sobre isso (se possível, sem conduzir o paciente), mesmo se eles insistirem que não têm nenhum problema. Se não tivermos acesso ao prontuário médico de alguém, podemos algumas vezes ser melhores na triagem – se algo for relevante, devemos questionar a respeito disso em vez de dependermos das informações oferecidas pelo interlocutor.

Mesmo se o interlocutor tiver um histórico médico complexo ou problemas clínicos crônicos, como diabetes, é muito fácil olhar o seu histórico e ser "enganado" pelo que aconteceu no passado. Se isso for relevante no momento da ligação, pergunte a respeito. Se não for relevante, deixe para outro momento.

Não verificar os medicamentos

Uma das armadilhas comuns ao fazer a triagem dos pacientes é não esclarecer os medicamentos que estão sendo usados ou a sua dose. Podemos nos basear demais no prontuário do paciente, mas quando não temos acesso a essa informação, também podemos fazer suposições sobre os medicamentos. Por exemplo, quando os pais dizem ter dado uma "colher de chá" de remédio para seu filho, podemos supor que seja uma dose de 5 mL, mas, se não confirmarmos o que seja uma "colher de chá", o paciente pode receber uma dose muito pequena ou, ainda mais preocupante, muito grande. Os adultos dirão ter tomado "alguns comprimidos de paracetamol", o que pode significar qualquer coisa entre um e dez comprimidos. Temos a obrigação de saber exatamente o que foi tentado e com que frequência. Além disso, não se esqueça dos medicamentos vendidos sem receita médica e que poderiam ser contraindicados. Nos idosos, muitas queixas estão relacionadas com a interação entre medicamentos; eles podem tentar usar o remédio de um amigo, pois funcionou com o amigo, ou podem comprar algo de uma loja de suplementos e que seja contraindicado. Sendo a pessoa que faz a triagem, você deve ter certeza em relação ao que foi tentado (ver Capítulo 4, Seção 4.3) e também em relação ao que pode oferecer como medicamento de forma segura.

Apostar demais na avaliação do interlocutor ou banalizar suas preocupações

Existe o potencial de exagerar ou, de modo inverso, subestimar os sintomas para confirmar ou excluir um diagnóstico ao telefone.[1] Os idosos podem subestimar seus sintomas ao "não quererem incomodar o médico". Outros podem exagerar seus sintomas para obter acesso ao profissional de saúde quando isso não é necessário.

A "síndrome do trem errado"[2]

Isso significa que, independentemente da rapidez com que você viaje, se você se dirigir à plataforma errada, nunca chegará ao destino correto! Em outras palavras, não tire conclusões apressadas nem deduza coisas sem constantemente se certificar de que está em sintonia com o interlocutor. *Nunca suponha nada* – verifique todos os detalhes e as respostas.

Usar questões direcionadas

As questões direcionadas costumam estar associadas a limitações de tempo. Ao sugerir ao interlocutor a resposta que deseja receber, sua consulta será mais rápida, mas você pode chegar a uma conclusão completamente errada e deixar de perceber algo de fundamental importância. As triagens ruins costumam conter questões direcionadas. Se você puder ouvir registros de voz de ligações, veja se existe alguma relação entre a duração da ligação e o tipo de questão formulada. As ligações mais curtas têm mais questões direcionadas ou fechadas?

Essas são apenas algumas das principais armadilhas que você corre o risco de encontrar. Outra armadilha comum diz respeito à documentação ou manutenção dos registros – ela pode ser muito longa, muito breve ou imprecisa. Então, em relação à manutenção dos registros, qual a melhor maneira de proceder?

Referências

1. Foster J, Jessop L, Dale J. Concerns and confidence of general practitioners in providing telephone consultations. *British Journal of General Practice* 1999; **49**: 111-13.
2. Clawson JJ, Dernocoeur KB. *Principles of Emergency Medical Dispatch: how EMD should be practiced in modern public safety*. (3rd edn). Salt Lake City, UT: National Academies of EMD, 2004.

Manutenção dos registros

CAPÍTULO 7

7.1 Quanto deve ser documentado?

Em relação às triagens telefônicas, você pode ter duas ou três formas de documentação: um documento eletrônico, um registro escrito e, possivelmente, um registro de voz da ligação.

Como em todos os tipos de cuidados, a manutenção dos registros deve ser a melhor possível, conforme a legislação local.* No Reino Unido, a legislação relevante inclui o Data Protection Act,[1] o Freedom of Information Act,[2] o guia do General Medical Council (GMC) sobre boas práticas médicas[3] e o Code for Nurses and Midwives do Nursing and Midwifery Council (NMC)[4]. O código de 2015 NMC afirma:

> *10. Mantenha registros relevantes claros e acurados de sua prática.*
> *Isso diz respeito – mas não se limita – aos registros do paciente, incluindo todos os registros relevantes ao escopo de sua prática.*

Em 1998, o GMC declarou que "oferecer aconselhamentos e serviços médicos por telefone não deve diminuir a qualidade dos cuidados recebidos pelo paciente". Isso foi, mais tarde, revogado com o advento das diretrizes para a prescrição remota, mas é provável que ainda seja um ótimo guia para a prática. O guia *Good Medical Practice* (2013) do GMC[3] afirma:

> *Registre seu trabalho de forma clara, acurada e legível.*
> *19. Os documentos preenchidos (incluindo o prontuário médico) para formalmente registrar seu trabalho devem ser claros, acurados e legíveis.*
> *Você deve fazer o registro no mesmo momento em que eles ocorrem ou assim que possível depois disso.*
> *20. Você deve manter registros que contenham informações pessoais dos pacientes, colegas ou outras pessoas de forma segura e de acordo com as exigências para a proteção dos dados.*

---

*N. de R. T. No Brasil, resoluções dos conselhos profissionais (o Código de Ética Médica na resolução CFM Nº 1931, publicada no Diário Oficial da União em 17/09/2009, e a resolução COFEN Nº 564/2017, publicada em 06/11/2017 e vigorando desde março de 2018) são as principais normas que regem o registro em prontuário.

21. Os registros clínicos devem incluir:
(a) achados clínicos relevantes
(b) as decisões tomadas e as ações acordadas, além de quem está tomando as decisões e concordando com as ações
(c) as informações dadas aos pacientes
(d) quaisquer fármacos prescritos ou outros exames ou tratamentos
(e) quem está fazendo o registro e quando.

Tanto as diretrizes quanto o Código se referem primariamente aos registros escritos e/ou eletrônicos, mas os registros de voz das conversas telefônicas são uma forma atualmente aceita de registro pelo NMC e pelo GMC. Porém, os registros de voz ainda podem ser perdidos, corrompidos ou de má qualidade, não devendo ser a única forma de registro. O registro eletrônico ou escrito à mão deve fornecer informações suficientes para apoiar sua consulta ao telefone e o desfecho dela, devendo ser redigido de maneira que forneça evidências suficientes, sem depender do registro de voz.

Vamos deixar claro que, a partir de agora, o termo "documentação" se referirá ao registro eletrônico ou escrito à mão, a menos que indicado de outra forma.

Sua documentação é um dos principais componentes de proteção contra problemas legais. Na ausência de confirmação visual ou física da história clínica obtida e dos achados clínicos, sua documentação deve ser suficiente para apoiar suas ações e potencialmente defendê-lo se as coisas não derem certo. Ao mesmo tempo, você deve equilibrar a quantidade de documentação com o tempo disponível. Você deve ser eficiente em sua documentação, sem sentir a necessidade de escrever tudo o que foi discutido ou mencionado.

Será que os mesmos princípios da documentação se aplicam à triagem por telefone e às consultas presenciais? Bem, vamos refletir sobre isso. Você escreve toda a conversa quando atende os pacientes presencialmente? Eu diria que você não faz isso – você irá documentar os pontos mais importantes, os achados clínicos e suas ações/tratamentos/desfechos. Então, talvez a mesma abordagem se aplique a uma ligação telefônica. O elemento faltante é o exame físico, mas a maior parte da consulta é exatamente a mesma – a coleta da história clínica. Já discutimos como se trata precisamente da mesma coisa tanto na consulta presencial como na consulta por telefone, de modo que os mesmos padrões de documentação se aplicam. Porém, na ausência de confirmação física ou visual de nosso diagnóstico diferencial, precisamos documentar as informações que o substituem. Um exemplo seria o que pediu para o interlocutor fazer em relação a medir a temperatura ou efetuar outras verificações, como a resposta ao pressionar uma região de dor abdominal, problemas de posicionamento ou encostar o queixo no tórax. Quaisquer achados a partir desse tipo de questionamento podem precisar de documentação *se forem relevantes*.

A melhor coisa a fazer em relação à sua documentação é ter um sistema ou protocolo, da mesma maneira que você faz com a estrutura da ligação, mas um que possa ser flexível dependendo da estrutura da ligação. Se estiver usando um sistema de suporte à decisão clínica (SSDC), sua documentação será estruturada de acordo com o sistema que está usando, mas sempre haverá uma opção para a entrada de texto livre. É nessa situação que a documentação é perdida ou repetida, considerando que ela já tenha sido registrada em outro local. Quando não houver restrições ou modelos para trabalhar, você deve se certificar de que sua documentação seja sucinta sem ser demasiadamente resumida, detalhada porém relevante e, é claro, uma reflexão acurada da conversa. Infelizmente, já ouvi ligações junto com o respectivo registro ou documentação na minha frente e me perguntei se tinha o registro correto, pois ele não refletia a ligação que estava ouvindo. De modo alternativo, algumas documentações podem ser curtas demais, como "Consulta marcada" ou "Para ser atendido", a ponto de não se ter ideia sobre o que houve durante a ligação. E se o paciente não aparecer para a consulta e não houver nenhum registro de voz? Nesse caso, os clínicos estariam completamente vulneráveis em relação à sua defesa se algo ruim acontecesse ao paciente. Alguns clínicos diriam que há pouca razão para escrever uma história completa quando irão atender presencialmente o paciente, mas eu ainda argumentaria que esse tipo de "eficiência" é perigoso. Como você se defenderia se algo de errado acontecesse?

A documentação também pode variar conforme a pessoa que faz a triagem e aquela que atende presencialmente o paciente. Ao realizar tanto a triagem quanto a consulta presencial, há a tentação de pensar: "Vou escrever tudo quando atender o paciente". De modo alternativo, quando não se atende o paciente, o clínico pode pensar que deve escrever absolutamente tudo para justificar o motivo de ter marcado uma consulta. Então, qual o equilíbrio correto? Há uma quantidade mínima a ser documentada?

7.2 Quais são os critérios mínimos para a manutenção dos registros?

Conforme discutido na seção anterior, é difícil chegar a um equilíbrio entre muito pouca informação e o excesso dela. Devemos nos certificar de que todos compreendam o porquê de termos agido dessa maneira, sem gastar tempo demais para documentar a ligação, o que aumentaria desnecessariamente a sua carga de trabalho e colocaria a perder algumas conhecidas vantagens dos cuidados de saúde por telefone.

Em relação à manutenção dos registros, há alguns critérios ou padrões de documentação que você pode querer considerar para maximizar a eficiência sem se arriscar a ficar com uma documentação incompleta ou inexata. Como no modelo de triagem, esses critérios podem ser adaptados à natureza da ligação, e pode ser que nem todos os critérios sejam necessários em todas as ligações.

Critérios de documentação

Deixe claro que a ligação era uma interação ao telefone

É surpreendente a frequência com que uma interação no registro do paciente parece ser uma consulta presencial quando na verdade se tratava de uma consulta por telefone. Se o seu sistema é projetado como padrão para uma ou outra forma automaticamente, você deve se certificar de que a interação foi registrada de modo adequado como uma consulta telefônica.

Com quem falou

Se você tiver falado com qualquer outra pessoa que não o paciente e recebeu informações sobre as condições do paciente ou a razão do contato, certifique-se de registrar com quem falou e as informações recebidas. Se possível, obtenha o seu nome, ou, em caso negativo, sua relação com o paciente. Se você observar todas as questões de confidencialidade, deve saber de qualquer modo com quem está falando.

Um resumo ou sinopse da ligação

Isso não precisa ser longo demais nem complicado, mas certifique-se de ter documentado o motivo da ligação. Qual era a queixa principal? Documente a duração e a localização do problema e quaisquer tratamentos tentados além de seu efeito, quando apropriado. Pense na história que está coletando e também nas informações a partir da história do "paciente e dos sintomas" que poderiam apoiar o desfecho escolhido – isso é o que deve ser documentado.

Eis aqui outro sistema que pode ser útil:

- Ao aconselhar o manejo por autocuidado e não marcar atendimento presencial, documente o que foi respondido na forma negativa, por exemplo: "Não será atendido porque os sintomas/sinais A, B ou C não estavam presentes".
- Ao marcar uma consulta presencial, documente o que foi respondido na forma positiva, por exemplo: "Marcado atendimento presencial porque os sintomas/sinais X, Y e Z estavam presentes".

Isso ajuda a manter o foco de sua documentação em vez de escrever "Ele apresentava... sintomas/sinais A, B e C, mas não tinha os sintomas/sinais X, Y e Z". Além disso, se você for questionado sobre o motivo de algo não ter sido escrito, ao ser capaz de explicar seu sistema de documentação, poderá defender o motivo daquilo não ter sido documentado. Por exemplo, digamos que um paciente apresentava sintomas de gripe que incluíam cefaleia, mas no momento da ligação isso não era um sintoma suspeito ou "bandeira vermelha". Mais tarde, o paciente desenvolve uma cefaleia muito mais intensa, sugerindo uma sepse. Se você for questionado sobre o motivo de não ter documentado a presença de cefaleia, mesmo que isso tenha sido discutido, você seria capaz de responder que o seu sistema de registro de ligações, no caso de não encaminhar o paciente para uma consulta presencial, documentaria apenas o que foi respondido na forma negativa, ou que isso não tinha importância clínica no momento da ligação. Se isso não tiver sido documentado, não era relevante para o seu julgamento clínico e sua tomada de decisão e, portanto, para o desfecho da ligação.

De modo alternativo, se você estiver encaminhando um paciente para uma consulta presencial e for questionado por não ter documentado se um determinado sintoma estava presente no momento da ligação, você poderia afirmar que seu sistema de documentação incluiria, ao fazer o encaminhamento, apenas os sintomas que estavam presentes durante a ligação. Assim, se algo não foi documentado, é porque não devia estar presente.

Em resumo, se o paciente for encaminhado para consulta presencial, concentre-se no que foi respondido na forma positiva. Se o paciente não for encaminhado, concentre-se no que foi respondido na forma negativa. Pode haver exceções, mas essa regra simples pode ajudar a reduzir a sua documentação. A mensagem principal é ser capaz de afirmar muito claramente qual é o seu processo de documentação, de modo que possa defender os motivos pelos quais algo foi ou, ainda mais importante, não foi incluído.

História médica pregressa (HMP), medicamentos (incluindo os vendidos sem receita médica) e alergias

Essas são questões que sempre devem ser feitas (ver Capítulo 4, Seção 4.3) e documentadas como tendo sido feitas, juntamente com as respostas recebidas. Elas são fundamentais para o suporte ao seu nível de aconselhamento na ausência de um registro de voz. Ao prescrever ou aconselhar medicamentos, certifique-se de ter documentado as alergias presentes e, se necessário, os alertas que possa ter feito em relação a contraindicações ou reações.

Informações sobre autocuidado

Todas as informações sobre autocuidado e aconselhamentos sobre medicamentos devem ser documentadas por completo. Isso incluiria a dose de qualquer medicamento aconselhado, por exemplo: "1 g de paracetamol para ser tomado imediatamente, mas não mais do que 4 g em 24 horas". Se você tiver optado por não seguir as diretrizes do National Institute for Health and Care Excellence (NICE), poderá ser necessário documentar o porquê disso.* Se você conseguiu encaminhar o interlocutor para uma página de internet para informações adicionais sobre autocuidados, documente a página em questão.

---

* N. de R.T. No Brasil, atualmente, não existe equivalência de recomendações sistêmicas como o NICE.

Aconselhamento específico sobre rede de segurança

O aconselhamento completo sobre a rede de segurança deve ser documentado no caso de o interlocutor recusar as instruções dadas para fazer novo contato, ou no caso de ele escolher não seguir seus conselhos sobre ir até um serviço de emergência, por exemplo. Já discutimos em detalhes a rede de segurança no Capítulo 4, Seção 4.6, e a sua documentação precisa ser igualmente robusta. Da mesma maneira que a rede de segurança pode ser feita de forma muito inespecífica ("Ligue de volta se ficar preocupado"), isso também pode ocorrer com a sua documentação. Não se esqueça dessa parte crucial de sua documentação. Forneça detalhes sobre o que foi aconselhado ou acerca do local para onde encaminhou o interlocutor para informações adicionais. Se algo der errado após a triagem e a ligação não estiver gravada, esse será um dos pontos de maior controvérsia. Você protegeu completamente seu paciente com instruções claras a respeito da rede de segurança? Veja a Seção 7.4 para mais informações sobre a documentação da rede de segurança. Fornecer uma boa rede de segurança protege o paciente, mas a documentação sobre a rede de segurança protege a pessoa que faz a triagem.

O que o interlocutor planeja fazer

Independentemente de o interlocutor concordar com seu aconselhamento, documente exatamente o que ele planeja fazer. Algumas vezes, o interlocutor pode não concordar com uma consulta presencial e pode até negar o que tenha sido aconselhado. Se o interlocutor discordar de você, documente o que ele disse que ia fazer. Além disso, para garantir que todos os envolvidos nos cuidados do paciente compreendam sua tomada de decisão, é importante que tenha documentado seu aconselhamento e a opção do interlocutor. Por exemplo, se você tiver oferecido o cuidado por automanejo e o interlocutor tiver insistido em ser atendido por alguém, documente claramente o que aconselhou e os seus motivos, de modo que qualquer outro clínico envolvido compreenda o motivo de o paciente ter recebido uma indicação de consulta quando isso poderia não ser clinicamente adequado. Se acontecer de o paciente precisar de atendimento e você tiver deixado de perceber algo, poderia receber algum tipo de *feedback* que ajudaria em futuras consultas.

Algum encaminhamento ou seguimento programados

Certifique-se de ter documentado os seguimentos programados para o paciente. Inclua o local de encaminhamento, o nome de qualquer pessoa para quem tenha encaminhado o paciente e o momento em que foi feito o encaminhamento ou o horário da consulta presencial. Documente se o interlocutor foi aconselhado a procurar serviço de emergência dentro de 1 hora ou, no caso de aconselhamento para consultar o MFC, qual o intervalo de tempo sugerido; isto é, foi aconselhado a fazer uma consulta de urgência ou aguardar a próxima consulta de rotina disponível (dependendo do sistema de agendamento)? Se tiver programado uma ambulância, tente obter o número de referência.

Conheço dois casos em que a equipe do hospital se negou a aceitar pacientes encaminhados por serviços de plantão. Isso ocorreu pelo fato de não haver registro no prontuário dos pacientes de quem seria o médico que receberia o paciente. Porém, havia o registro de voz da ligação e conseguimos fornecer evidências de que os procedimentos adequados tinham sido seguidos. Essa foi uma perda de tempo desnecessária que poderia ter sido evitada se o MFC que encaminhou o paciente tivesse registrado o nome e documentado o horário da ligação.

Esse é apenas um exemplo de onde pode ser usado o registro de voz, mas tal registro é realmente útil?

7.3 Você deve fazer registro de voz de suas ligações?

O registro de voz está se tornando mais prevalente nas triagens telefônicas e certamente é cada vez mais comum em serviços de plantão telefônico, os quais em geral farão o registro de todas as interações com o propósito de controle de qualidade e de treinamento. Mas ele ainda é incomum na prática geral e na maioria dos outros serviços telefônicos. Então, quais são as vantagens reais?

Há várias razões pelas quais eu recomendaria o registro das ligações:

1. Para o propósito de desenvolvimento profissional contínuo (DPC);
2. Para o propósito de treinamento;
3. Para o uso em auditoria clínica ou controle de qualidade, incluindo a governança clínica;
4. Como maneira não invasiva de registrar as interações ajudando pacientes e clínicos;
5. Para potencialmente moderar o comportamento dos interlocutores e/ou clínicos;
6. Para economizar tempo e dinheiro em relação à investigação de reclamações.

No Reino Unido, deve-se observar que os registros das ligações só podem ser feitos com a permissão do interlocutor. Essa é uma exigência legal (ver seção 7.4).*

Vamos analisar com mais detalhes as vantagens do registro de voz.

---

* N. de R.T. No Brasil, não foi possível encontrar legislação específica, nem mesmo por analogia com outros serviços de teleatendimento. No máximo, o Decreto 6523/2008 da Presidência da República parece indicar que a gravação é obrigatória.

Propósito de DPC

Não há nada mais poderoso do que escutar suas próprias ligações para ajudá-lo em seu aprendizado e desenvolvimento. É muito fácil poder ouvir o que você faz bem e o que pode ser melhorado. Por exemplo, você pode perceber que tem o hábito de interromper o interlocutor ou que faz muitas pausas em silêncio sem explicar suas ações. Você perceberá a impressão que seu tom de voz de fato passa e como isso pode estar afetando sua interação. Isso pode auxiliá-lo no manejo de suas ligações, pois pode considerar que tem dificuldade para se despedir ou que precisa melhorar a sua apresentação. Ainda mais importante, isso pode ajudá-lo na estrutura de sua ligação, o que é um dos maiores problemas na triagem por telefone.

Se tiver acesso a registros de voz feitos por colegas clínicos, sempre é útil ouvir essas ligações e oferecer algum *feedback*. Isso pode ser uma supervisão clínica para enfermeiros ou uma revisão por pares. Escutar as ligações feitas por outros pode melhorar muito a sua prática. Você pode ter dificuldade há vários anos para abordar uma determinada questão e, então, pode ouvir outra pessoa abordá-la de uma maneira sobre a qual não havia pensado ainda.

Propósito de treinamento

Sob um ponto de vista organizacional, o acesso aos registros das ligações irá melhorar muito sua capacidade de treinar a equipe e de monitorar o seu progresso. Fornecer algum *feedback* retrospectivamente por meio de registros de voz costuma ser mais efetivo do que fazê-lo no momento da ligação. Sentar ao lado de alguém que está fazendo uma ligação pode afetar seu comportamento e seu desempenho, tornando-o muito autoconsciente e, assim, menos natural em sua abordagem. Você também terá a oportunidade de ouvir novamente as ligações se houver qualquer dúvida sobre o que foi discutido, ao passo que, no monitoramento em tempo real, você pode se enganar em relação ao que ouviu ou interpretar alguma coisa de forma errada, fornecendo um *feedback* pouco acurado.

Se os clínicos estiverem sendo observados quanto a problemas de desempenho, os registros de voz são muito úteis como método para monitorar sua prática. Mais uma vez, você pode usar a escuta das ligações como forma de treinamento, isto é, pode pedir que um clínico ouça ligações de outras pessoas como parte de um plano de melhora do desempenho, ou pode ter exemplos de ligações que demonstrem determinados pontos de aprendizado.

Descobri que o acesso a registros de voz é a ferramenta mais importante para o treinamento da equipe. Ele demonstra claramente muitos dos problemas importantes como o tom de voz, o envio/recebimento de informações, problemas de comunicação, a estrutura das ligações e o seu manejo efetivo. Nada disso é aparente apenas com a documentação da ligação.

Auditoria clínica e controle de qualidade

Se você estiver fornecendo ou recebendo um *feedback* mais formal, os registros da ligação facilitam o processo. Em relação ao controle de qualidade das ligações na prática geral, não há exigências atualmente, mas existem padrões para os serviços de plantão telefônico (ver Capítulo 8). O acesso aos registros de voz torna as auditorias mais acuradas e acessíveis. Ao apresentar um *feedback*, a evidência do registro de voz pode ser irrefutável, mas também há um nível de subjetividade em relação, por exemplo, ao tom de voz.

A auditoria por meio de registros de voz também permite que o auditor faça o trabalho remotamente em vez de estar presente no local, o que pode tornar a prática mais custo-efetiva.

Por fim, se estiver na desagradável posição de ser criticado pelo desfecho ou pela forma como manejou uma ligação e houver discrepância em sua documentação, ou em uma situação em que o interlocutor nega que você tenha dito alguma coisa, você pode se defender com o registro de voz. Descobri que os registros de voz costumam defender o clínico em vez de condená-lo, mas esta é sempre uma possibilidade.

Você pode querer considerar o uso de uma ferramenta de auditoria especificamente projetada para as interações clínicas ao telefone, pois é muito mais apropriado usar uma ferramenta do que um *feedback* inespecífico. Discutiremos a auditoria clínica e o controle de qualidade com mais profundidade no Capítulo 8, pois isso é parte fundamental dos serviços telefônicos.

Uma maneira não invasiva de registrar uma interação

Há muito poucas áreas na medicina em que conseguimos registrar a interação entre um clínico e um paciente de maneira não invasiva. Os registros de vídeo podem muitas vezes ser desconfortáveis para ambas as partes, podendo afetar a interação. O registro de uma ligação telefônica pode ajudar o clínico das maneiras descritas antes e, se houver discrepância entre o paciente e o clínico, pode-se fazer o paciente ouvir o registro da ligação resolvendo muito rapidamente alguns desses problemas.

Moderação do comportamento do interlocutor e/ou clínico

Sei que é lamentável, mas quando o interlocutor e o clínico são lembrados que a ligação está sendo gravada, isso pode moderar o seu comportamento. Já ouvi interlocutores abusando verbalmente de clínicos, mas, quando são lembrados de que estão sendo gravados, eles não apenas param o abuso como também se desculpam pelo comportamento. Infelizmente, também conheço um caso em que o interlocutor, conhecido por abusar verbalmente da equipe, queixou-se de que um clínico o tinha ameaçado. O responsável pelo serviço imediatamente defendeu o clínico, mas disse que iria ouvir a ligação. O clínico em questão esqueceu que as ligações de voz eram gravadas e, após ser levado ao limite por um paciente muito desagradável, finalmente revidou, usando linguagem inadequada com o paciente abusivo (provavelmente pela primeira vez em sua carreira). Sei que esse comportamento não é comum, mas todos somos algumas vezes tentados a dizer coisas que não são apropriadas ao lidarmos com abusadores do sistema e da equipe. Saber que se está sendo gravado pode algumas vezes ajudar a manter nosso próprio comportamento moderado, mesmo quando levados ao extremo.

Economia de tempo e dinheiro em relação à investigação de reclamações

Se houver uma reclamação ou incidente desagradável como resultado de uma interação telefônica, ter acesso ao registro de voz pode economizar horas ou dias (ou até semanas) em termos de tempo necessário para responder à reclamação. Isso, por sua vez, pode economizar muito dinheiro.

Se estiver considerando o registro das ligações, mas estiver hesitando por ter de alterar seus sistemas telefônicos, o que pode representar um gasto significativo, eu o aconselharia a considerar os custos que podem ser necessários quando algo sai errado ou quando há alguma reclamação. Quando você ouve o registro de voz, pode tomar uma decisão imediata sobre se o clínico agiu de modo adequado, em vez de pedir que se façam declarações, revisões de prontuários, respostas à pessoa que fez a reclamação, envolvimento de outros serviços se isso não for resolvido localmente e assim por diante. Nunca acho demais recomendar o registro de voz das ligações, mas o que deve ser considerado sob o ponto de vista legal em relação a todas as formas de manutenção dos registros?

7.4 Como você fica sob o ponto de vista médico-legal

Em relação aos registros de voz, como sabemos, eles são aceitos em juízos, mas seu registro primário de cuidados, para o propósito de manutenção de registros, é seu prontuário eletrônico. Na ausência do registro de voz, como você fica sob o ponto de vista médico-legal em relação à sua documentação?

Uma questão frequentemente feita é esta: "É verdade que, se algo não está escrito, não aconteceu?". Isso não é literalmente verdade, é claro; simplesmente porque algo não foi registrado não significa que não tenha sido discutido ou feito. Porém, sob o ponto de vista legal, isso pode ser considerado verdadeiro. Se algo não for documentado e você não for capaz de comprovar o que foi discutido com um registro de voz, seus superiores ou o juiz podem decidir que você seja responsabilizado.

Em relação à acurácia de seus registros, se houver discrepância entre suas anotações e o que é lembrado pelo interlocutor, de que lado ficarão os seus superiores?

No Renio Unido, o NMC, diz o seguinte:

As cortes tendem a adotar a abordagem de que "se não está registrado, não foi feito".

E

Você deve usar seu julgamento profissional para decidir sobre o que é relevante e deve ser registrado.

O GMC tem uma abordagem parecida, ou seja, de que, não podendo demonstrar o que foi discutido em sua documentação, pode ser aceita a versão do interlocutor sobre os eventos.*

É aconselhável documentar tudo o que seja necessário para apoiar sua tomada de decisão se não houver registro de voz disponível (ver Seção 7.2). Em especial, lembre-se de considerar sua documentação sobre conselhos oferecidos acerca da rede de segurança (ver Capítulo 4, Seção 4.6).

No Reino Unido, a triagem por telefone é atualmente uma forma aceita de avaliação remota.** Os aspectos médico-legais desse trabalho são os mesmos de qualquer outra forma de prática médica ou de enfermagem, mas não há uma orientação específica para a triagem telefônica. Em geral, a melhor prática ainda consiste em ter acesso a treinamento, manter-se atualizado e saber quando se ultrapassam as fronteiras profissionais. Porém, acredito que um dos aspectos mais preocupantes desse trabalho seja o de que muitos profissionais não reconhecem haver a necessidade de habilidades específicas e que ser um médico ou enfermeiro qualificados não significa ter a capacidade ou o conhecimento para a realização de consultas ao telefone. Onde quer que esteja trabalhando, pediria que você questionasse sua própria capacidade de trabalhar nessa área difícil e imensamente arriscada. Se você não tiver recebido nenhum treinamento, por favor, faça-o. Mesmo que já faça triagens telefônicas há anos, eu o aconselharia a fazer algum treinamento. Porém, pesquise sobre quem está oferecendo o treinamento para garantir que seja de boa qualidade, já que, como a própria prática, o treinamento pode ser feito de várias formas. Tenho experiência pessoal de ter participado do treinamento de outras pessoas (pensando no meu próprio DPC) e ter sido uma das coisas menos úteis que já fiz. Não seria profissional de minha parte citar o nome da organização que ofereceu esse treinamento. Quase todas as pessoas que já tive a oportunidade de ensinar, mesmo que já fizessem triagem telefônica há alguns anos ou décadas, concordaram que achavam que sabiam o que estavam fazendo, mas, após a nossa sessão de treinamento, perceberam que havia muito mais a aprender sobre triagem telefônica.

---

*N. de R.T. No Brasil, atualmente, não há legislação semelhante, apenas declarações de advogados e outros jurisconsultos sobre a fragilidade do depoimento sem embasamento documental.

**N. de R.T. No Brasil, atualmente, não há resoluções que embasem essa afirmação.

Uma das melhores maneiras de garantir que está seguindo a melhor prática possível é revisando as suas ligações, tanto os registros de voz quanto a documentação, assegurando a sua qualidade. Porém, você deve chegar ao ponto de "auditar" suas ligações? O que significa isso?

Referências

1. UK Parliament. Data Protection Act 1998. London: TSO, www.legislation.gov.uk/ukpga/1998/29/contents [accessed 28 September 2016].
2. UK Parliament. Freedom of Information Act 2000. London: TSO, www.legislation.gov.uk/ukpga/2000/36/contents [accessed 28 September 2016].
3. General Medical Council. *Good Medical Practice*. London: GMC, 2013, www.gmc-uk.org/guidance/good_medical_practice.asp [accessed 28 September 2016].
4. Nursing and Midwifery Council. *The Code for Nurses and Midwives*. London: NMC, www.nmc.org.uk/standards/ [accessed 28 September 2016].

Auditoria clínica

CAPÍTULO 8

8.1 Você deve fazer a auditoria de suas ligações?

Tem sido sugerido[1] que se faça o controle de qualidade e a auditoria para ajudar a proteger os enfermeiros contra problemas legais na realização de triagem ao telefone. O mesmo também poderia ser aplicado aos clínicos, mas isso não costuma fazer parte da prática geral diária. Então, por que deveríamos considerar a auditoria/revisão de nossas ligações? Alguns dos principais benefícios e vantagens são:

- Melhorar os cuidados e a segurança do paciente.
- Possibilitar *feedback* e aprendizado para os clínicos, e, dessa maneira, melhorar as habilidades e a confiança.
- Informar aos empregadores sobre as melhores pessoas para a triagem telefônica ou sobre quais profissionais estejam causando preocupação.
- Ajudar a tornar o serviço mais custo-efetivo e melhorar o desempenho por meio de consultas de boa qualidade como resultado do *feedback* regular.
- Identificar onde os recursos são necessários.

Algumas das desvantagens envolvem o seguinte:

- Pode consumir tempo.
- Pode custar caro, pois há necessidade de recursos significativos.
- Pode não ser bem recebida (se não for feita da forma adequada ou eficiente).
- Pode resultar na necessidade de mudanças de alto custo.
- Pode identificar práticas não seguras, o que, por sua vez, exige novas ações (o que também consome tempo e dinheiro).

No Reino Unido, não há qualquer legislação que exija o monitoramento da qualidade das consultas telefônicas (com exceção dos serviços de plantão por telefone), e essa não é a prática padrão na maioria das organizações. Tal prática não é esperada nem preferida como parte do controle de qualidade dos serviços telefônicos. Isso é até certo ponto compreensível, mas estamos agora avaliando a qualidade dos cuidados oferecidos na prática geral. No momento da preparação deste livro, os serviços do Reino Unido utilizam o Quality and Outcomes Framework (QOF), de modo que talvez seja a hora de incluir os cuidados ao telefone como parte desse modelo. Muitos problemas crônicos são atualmente revisados por meio do telefone em vez de consultas presenciais, de modo que, se isso fizer parte das medidas do QOF, não estaríamos nos certificando de que está sendo feito de maneira efetiva e segura?

Porém, os serviços de plantão telefônico, no momento da preparação deste livro, precisam aderir aos padrões do National Quality Requirement (NQR). Um dos padrões do NQR afirma que todas as pessoas envolvidas no caminho do paciente (incluindo quem participa das ligações e a equipe não clínica) devem ser auditadas regularmente e por uma amostra aleatória de interações, junto com 1% das experiências dos pacientes.

Esse padrão é buscado de várias formas e está aberto a diferentes interpretações, pois não estipula se a auditoria deve ser feita por meio de registros de voz, documentação ou ambos. Uma "amostra aleatória" pode significar qualquer coisa desde ouvir 50% de todos os registros de voz e revisar o respectivo registro de ligação de cada pessoa que realiza a triagem telefônica, até a revisão de apenas um registro/documentação sem nunca escutar um único registro de voz. "Regularmente" poderia significar qualquer coisa desde a auditoria semanal até a sua realização uma vez a cada dois anos e qualquer coisa no meio disso!

Essa falta de clareza é uma ajuda e um obstáculo. Algumas organizações se esforçam para fornecer evidências da realização do monitoramento a intervalos frequentes para garantir a segurança de seus clínicos e a sua eficácia operacional. Isso, por sua vez, oferece fortes evidências da qualidade dos serviços para os contratantes, bem como de sua custo-efetividade. Também conheço algumas organizações que lutam para obter um padrão satisfatório de auditoria ou que realizam as auditorias com base apenas na documentação, sem ouvir os registros de voz. Acredito que esse seja um grande risco – algumas vezes, a documentação da ligação não reflete de forma acurada a verdadeira ligação telefônica. Usar isso como medida de qualidade poderia ser totalmente inadequado e potencialmente inseguro.

A qualidade do auditor também deve ser considerada. Se a pessoa responsável por fazer o controle de qualidade não tiver sido treinada no uso de ferramentas de auditoria, ou se ela não tiver uma clara compreensão sobre o que constituiria uma triagem segura e adequada, qual a razão de realizar uma auditoria?

Porém, se você tiver decidido que a auditoria é a coisa certa para a sua organização, como pode ser feita a auditoria de suas ligações?

8.2 Como pode ser feita a auditoria de suas ligações?

Em 2007, o Royal College of General Practitioners (RCGP) desenvolveu a ferramenta Out of Hours Audit Toolkit para ajudar as organizações a realizar auditorias de maneira abrangente e estruturada. A ferramenta foi projetada para ser aplicável a médicos, enfermeiros, telefonistas e recepcionistas em avaliações presenciais e ao telefone. A recomendação era de que 1% dos episódios de cuidados fossem auditados a cada trimestre. Porém, a ferramenta não estipulava a forma de auditoria que deveria ser realizada, mas, em vez disso, afirmava que poderia envolver a auditoria dos registros de voz e/ou os registros da ligação para consultas telefônicas, o que significa que estava aberta a interpretações.

A ferramenta foi atualizada e relançada em 2011 como Urgent and Emergency Care Clinical Audit Toolkit[2] e foi ainda desenvolvida com a ajuda de outras organizações, incluindo o Royal College of Paediatrics and Child Health e o College of Emergency Medicine. A filosofia e a intenção da ferramenta eram admiráveis, pois visava a ser aplicável para muitos profissionais de cuidados de urgência e emergência – uma ferramenta universal. Porém, em minha opinião, este também é um de seus problemas. Embora a ferramenta tenha sido ainda mais desenvolvida, os critérios para a avaliação da qualidade de uma interação (interação presencial e telefônica na mesma ferramenta) permanecem os mesmos. Além disso, ela também visava a ser usada em muitas áreas diferentes, como NHS Direct, NHS Pathways, serviços de ambulância, setores de emergência e serviços de plantão telefônico. Acredito que uma única ferramenta não consegue preencher as necessidades de organizações e serviços tão diferentes, mas reconheço que muitas organizações e profissionais utilizam a ferramenta com bons resultados e a consideram muito útil. Ela está disponível gratuitamente *on-line* e com certeza é um bom ponto de partida se você for novo na auditoria clínica de consultas telefônicas.

Em relação à auditoria de ligações, você tem a opção de usar ferramentas como aquelas sugeridas antes ou simplesmente oferecer *feedback* em um ambiente adequado, como revisão de pares ou supervisão clínica.

Independente do local e da forma como a auditoria seja realizada, eu recomendaria fortemente que ela se baseie no registro de voz (quando disponível) *além* do prontuário do paciente, se isso for possível. Uma auditoria centrada puramente na documentação de uma ligação, em minha opinião, não fornece informações suficientes para uma compreensão adequada da ligação telefônica. Ambas as partes da interação são necessárias para uma avaliação detalhada da ligação.

Muitos serviços de plantão ao telefone utilizam atualmente a ferramenta revisada como base para sua auditoria, mas, se os auditores não tiverem sido treinados na auditoria clínica de interações telefônicas, isso pode levar a resultados inconsistentes e inapropriados – em outras palavras, pouca concordância entre os avaliadores.

Também é importante observar o papel das "estatísticas" na auditoria. Muitas organizações medem o desempenho de seus profissionais apenas com base em informações quantitativas. Em outras palavras, eles olham apenas o número de ligações realizadas, a duração das ligações, quais são os desfechos e como esses números se comparam com seus pares ou com alvos escolhidos. Isso é certamente uma parte da análise na auditoria, mas deve ser sempre balanceado com informações qualitativas. Como as ligações foram realizadas? A qualidade das ligações combina com as informações quantitativas? É muito fácil decidir se o trabalho de alguém é adequado (e seguro) com base apenas nos números. O que é realmente importante é a forma como a ligação foi manejada entre o profissional e o interlocutor. O desfecho ou a duração da ligação foram razoáveis dentro do contexto?

A chave para uma boa auditoria é garantir que os auditores tenham sido suficientemente treinados e tenham acesso a critérios robustos sobre os quais basear sua avaliação. Por exemplo, uma declaração do tipo "Coleta adequada da história clínica" dentro da ferramenta do RCGP poderia ser interpretada de várias maneiras por diferentes auditores. De modo inverso, não queremos restringir demais a capacidade do auditor de oferecer um julgamento individual se isso puder melhorar o trabalho.

Algumas organizações também acreditam que seja importante que os auditores estejam ativamente envolvidos na triagem telefônica, isto é, que eles mesmos realizem ligações. Compreendo o motivo de isso ser uma boa prática, pois eles podem ser vistos "trilhando o caminho" e não só "falando sobre ele", mas realizar as ligações nem sempre é necessário, em minha opinião. É fundamental saber o que constitui uma boa ligação (p. ex., mediante uma boa ferramenta de auditoria), bem como ter uma compreensão abrangente das características operacionais e logísticas em que foram realizadas as ligações. Junto com uma boa ferramenta, um modelo de competência também pode ser um bom recurso sobre o qual basear a sua análise.

Modelo de competência para avaliações telefônicas – precisamos de um?

A competência pode ser definida como "O estado em que se tem conhecimento, juízo, habilidades, energia, experiência e motivação necessários para responder adequadamente às demandas das responsabilidades de um profissional".[3] Em relação à triagem telefônica, acredito que muitos clínicos realizem esse trabalho sem o conhecimento e a habilidade necessários, e um dos problemas mais fundamentais no cuidado por telefone é a falta de compreensão e de orientação sobre o que seja a "melhor prática". Se isso não for considerado como uma habilidade clínica especializada pelas autoridades, por que os clínicos se preocupariam em ter ou não a capacidade de realizar o trabalho? Nem o GMC nem o NMC desenvolveram um modelo que os clínicos possam usar como guia ao oferecer ou medir uma prática segura e competente (até a preparação deste livro).

Algumas organizações desenvolveram seus próprios modelos de competência com os quais as auditorias podem ser medidas. Isso, porém, é raro. A falta de um modelo significa que, como clínicos, não temos padrões definidos para medir nossas próprias habilidades ou deficiências. As áreas que podem precisar de avaliação incluem o uso de telefone e sistemas de tecnologia da informação (TI), habilidades de comunicação, avaliação clínica (segurança clínica), raciocínio crítico, coleta de informações, tomada de decisões, habilidades de negociação, planejamento terapêutico e procedimentos de encaminhamento – apenas para citar alguns dos elementos que constituem uma boa ligação!

Nos últimos anos, a ausência de um modelo tem me preocupado cada vez mais. Assim sendo, desenvolvi um modelo de competência que poderia ser aplicado a quase qualquer área clínica em que os pacientes sejam avaliados ao telefone (ver Figura 8.1). Esse modelo cobre todas as áreas que se pode precisar avaliar e pode ser visto como um guia para a boa prática. Para mais informações sobre auditoria clínica e a respeito desse modelo, visite minha página na internet: **www.telelearning.co.uk**

Após o desenvolvimento do modelo, criei ferramentas de auditoria baseadas nele. A ferramenta mais abrangente que desenvolvi e implementei se baseia em uma abordagem do tipo *benchmark*. Ela detalha com precisão o que cada critério está observando e permite que o auditor defina um escore de 1 (pouca ou nenhuma evidência) a 4 (melhor prática). Cada escore é acompanhado por uma qualificação para o auditor comparar e medir, reduzindo a falta de concordância entre os avaliadores. A ferramenta também pode ser vista como um guia para a melhor prática para qualquer pessoa nova na triagem ao telefone, ou para aquelas pessoas que tentam melhorar ao máximo nesse tipo de trabalho complexo e variado. Para mais informações sobre essa ferramenta, veja minha página na internet; a Figura 8.2 mostra uma página da ferramenta.

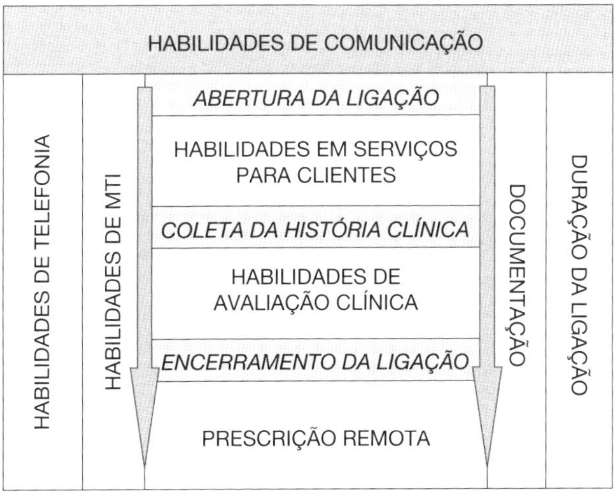

FIGURA 8.1 Um modelo de competência para triagem ao telefone. MTI, manejo e tecnologia da informação.

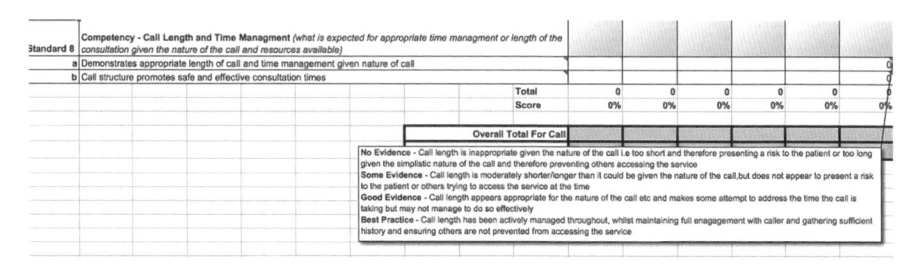

FIGURA 8.2 Página da ferramenta de auditoria por *benchmark*.

FIGURA 8.3 Página da ferramenta "rápida" de segurança que pode ser usada de forma básica para garantir a qualidade das ligações.

Devido a questões de tempo em muitas organizações, porém, uma ferramenta muito longa nem sempre é bem recebida! Assim, também desenvolvi uma ferramenta mais curta, como uma ferramenta "rápida" de segurança que poderia ser usada de forma básica para garantir a qualidade das ligações. A Figura 8.3 mostra uma página dessa ferramenta.

Essas ferramentas se baseiam primariamente no acesso aos registros de voz ou no monitoramento ao vivo, além da documentação. Elas podem ser usadas apenas com a documentação, quando necessário, omitindo as partes relacionadas a habilidades de comunicação, por exemplo, pois estas só podem ser quantificadas escutando-se a ligação.

Então, o que mais você precisa fazer para realizar uma auditoria, além de treinamento e ferramentas?

8.3 O que é preciso para realizar o controle de qualidade?

Ao realizar a auditoria clínica, há significativas considerações logísticas e fiscais que têm impacto sobre o nível e o valor de qualquer processo de controle de qualidade. Estas são as principais considerações ao organizar sistemas de controle de qualidade:

- Acesso a ligações ou registros de voz
- Acesso a documentação ou registros das ligações
- Acesso a uma ferramenta de auditoria

- Processos para a coleta de informações para a auditoria
- Armazenamento e disseminação de informações da auditoria
- Recursos para a realização da auditoria e fornecimento de *feedback*.

Além das exigências anteriores, você também precisará certificar-se de ter o seguinte:

- Treinamento para auditores
- Tempo para a realização do ciclo de auditoria
- Suporte administrativo
- Mecanismos de *feedback* para os resultados da auditoria.

As considerações financeiras incluem:

- Os custos do treinamento de auditores
- Os custos da realização das auditorias
- Os custos da "substituição" ou retreinamento de profissionais com desempenho inadequado identificados com a auditoria.

Então, como se pode ver, há muitas outras coisas em relação à auditoria clínica do que simplesmente ter a ferramenta correta!

Se você estiver comprometido com um processo verdadeiro de controle de qualidade e um ciclo de auditorias, vai não apenas melhorar os cuidados oferecidos, mas também ajudar no desenvolvimento de indivíduos, os quais podem se tornar especialistas na triagem ao telefone. Uma das principais dificuldades em relação aos cuidados de saúde por telefone é a falta de padronização entre os profissionais que fazem a triagem. A auditoria pode ajudar a calibrar o serviço, mas outra estratégia que pode ajudar a obter um serviço consistente é o uso de protocolos. Devemos estimular mais o uso de protocolos?

Referências

1. Coleman A. Where do I stand? Legal implications of telephone triage. *Journal of Clinical Nursing* 1997; **6(3)**: 227-31.
2. Royal College of General Practitioners. *Urgent and Emergency Care Clinical Audit Toolkit*. London: RCGP, www.rcgp.org.uk/clinical-and-research/clinical-resources/urgent-and-emergency-care.aspx [accessed 28 September 2016].
3. Roach M.S. *The Human Act of Caring: a blueprint for the health professions*. Ottawa: Canadian Hospital Association Press, 1992.

CAPÍTULO 9

Protocolos

9.1 O uso de protocolos deve ser considerado na triagem ao telefone?

O uso de protocolos específicos para determinadas condições é definitivamente algo que vale a pena ser considerado no manejo dos riscos nessa área clínica. O treinamento em triagem telefônica certamente pode ser melhorado com o uso desses protocolos. Outra razão para considerar o uso de protocolos de triagem é a obtenção de um nível de consistência entre uma equipe, pois os protocolos podem ajudar a padronizar os desfechos das ligações.

Conforme sugerido antes, o uso de protocolos poderia proteger os enfermeiros contra problemas legais, e muitos enfermeiros definitivamente preferem fazer a triagem com o apoio de um protocolo – alguns até insistem nisso. Porém, a maioria dos clínicos não utiliza um protocolo para a avaliação dos pacientes, preferindo confiar em seu julgamento clínico, seu conhecimento e sua experiência.

Os protocolos podem ser adquiridos prontos ou desenvolvidos "na casa", e costumam se basear no reconhecimento de padrões a fim de oferecer suporte para a tomada de decisão. Além disso, um bom protocolo deve simular a maneira como o cérebro resolve naturalmente os problemas.[1] Os pacientes podem ser complexos e os sintomas não costumam ser bem definidos, de modo que é necessário um protocolo que seja sensível o suficiente para captar os casos atípicos e ainda flexível o bastante para considerar o fato de que algumas vezes os pacientes e os sintomas não cabem em uma categoria exata. Por fim, um protocolo não deve forçá-lo a aderir servilmente a ele – algum nível de discernimento deve ser estimulado.

Os enfermeiros tentam construir uma imagem do paciente na mente deles para compensar a falta de indicadores visuais, de modo semelhante à tomada de decisão por meio do reconhecimento de padrões. Também foi sugerido que a maioria das decisões clínicas tomadas por clínicos experientes se baseia em um processo semelhante ao reconhecimento de padrões, em vez de ser o resultado de erros, como o viés de confirmação discutido como um risco.[2]

Quando comecei a trabalhar em um serviço de triagem telefônica, precisei usar um sistema de suporte à decisão clínica (SSDC). Esses sistemas computadorizados podem ser considerados como o protocolo mais estruturado e potencialmente restritivo que se poderia encontrar. Muitos dos protocolos algorítmicos fornecem informações sobre condições desconhecidas para mim na época, e eles não eram úteis apenas para me guiar até o desfecho da ligação, mas também melhoravam muito a minha base de conhecimento.

Porém, após trabalhar com vários SSDCs diferentes ao longo dos anos, percebi que muitos colegas começavam a depender deles, até o ponto da confiança exagerada, o que pode ser perigoso. Eles pararam de pensar sozinhos de forma crítica e se tornaram essencialmente "operadores de computador" ou mesmo marcadores de consultas, em vez de serem clínicos de alto nível. Se não houver um protocolo disponível para os sintomas descritos, isso pode fazer com que os clínicos entrem em "pânico" e cometam erros de triagem, a menos que também tenham habilidades para fazer a triagem sem um protocolo específico.

Os protocolos ou SSDCs não devem substituir a instrução formal nem ser tratados como algo além de uma ferramenta de apoio à decisão – eles sem dúvida não são uma ferramenta para a tomada de decisão. Se o clínico depender demais do que o protocolo está "perguntando", existe o risco de que possa ignorar o tom de voz do interlocutor (parte vital de sua avaliação) ou deixar de perceber indícios devido à falta de sondagem. Ele pode ser levado pela estrutura do conjunto de perguntas em vez de realmente pensar sobre o que está sendo dito. Um protocolo deve ser apropriado para o contexto no qual está sendo usado a fim de reforçar a prática do clínico sem se tornar uma barreira. O objetivo é criar um protocolo que não seja simplista demais, quando lidaria de forma muito superficial com as ligações, nem demasiado complexo, quando então se tornaria cansativo de usar.

Então, o que é melhor? Um protocolo que você possa desenvolver em casa, um que venha pronto em um livro ou um SSDC baseado em um sistema de computador?

9.2 Sistemas de suporte à decisão clínica ou protocolos – o que é melhor para você?

Antes de considerarmos o que é melhor para você – um SSDC ou um protocolo comprado ou escrito –, é importante observar que, qualquer que seja o sistema escolhido, o usuário deve sempre se basear em seu julgamento clínico para decidir se a resposta é negativa ou positiva, em especial quando o protocolo ou sistema usado se baseia em ramificação lógica. O maior problema de um sistema de ramificação lógica é que os pacientes e interlocutores nem sempre simplificam as respostas (i.e., eles não respondem apenas sim ou não) e muitas vezes darão uma resposta vaga que o clínico deve interpretar usando cuidadosas técnicas de questionamento já discutidas. A dependência exagerada do sistema pode ser um problema – então, se a resposta não está clara, o que o profissional deve fazer? Quando os pacientes ou seus sintomas não se encaixam em uma categoria ou quando não há uma resposta definitiva, a real habilidade na triagem telefônica é ser capaz de trabalhar com segurança em meio a essas limitações.

Porém, se for esperado que você use alguma forma de ferramenta de avaliação, quais são os pontos fortes e fracos dos sistemas de computador altamente sofisticados e dos protocolos (desenvolvidos no local ou inventados por outros e geralmente, mas nem sempre, baseados em papel) hoje disponíveis?

Sistemas de suporte à decisão clínica

Os SSDCs costumam ser criticados pelo fato de serem "muito limitantes" ou por transformarem o profissional em um "operador de computador", conforme mencionado antes, mas seu principal ponto forte é possibilitar que você mantenha a estrutura da ligação. Você deve seguir várias questões de forma limitada, mas em muitos casos isso também pode minimizar o risco de perder informações. Contudo, também tenho testemunhado usuários que ignoram informações fundamentais durante as ligações, por ainda não terem chegado a determinada questão quando a informação foi apresentada – um caso extremo da adesão "servil" discutida na seção anterior.

Alguns SSDCs têm natureza algorítmica, como aquele usado nos serviços NHS 111 e NHS Pathways (e anteriormente pelo NHS Direct), enquanto outros apresentam conjuntos variados de perguntas, algumas das quais obrigatórias, mas a maioria delas passíveis de serem feitas ou não e na ordem que você escolher. As respostas positivas em ambos os casos o levarão ao desfecho sugerido. Uma das habilidades necessárias para o uso desses sistemas é escolher o protocolo/algoritmo ou conjunto de questões correto e, então, reconhecer quando o protocolo/algoritmo não é o correto, mudando imediatamente para um outro correto.

Os SSDCs costumam fornecer informações adicionais para o usuário sobre a condição que está sendo avaliada, permitindo que você aprenda mais sobre as condições ou padrões de sintomas durante a interação, dessa maneira desenvolvendo seu conhecimento e experiência no que pode ser uma área ainda não familiar.

Como os SSDCs baseados em computador são mais restritivos e estruturados em sua abordagem, há maior possibilidade de se obterem desfechos padronizados entre os usuários. Quando as pessoas utilizam apenas seu próprio conhecimento clínico e experiência na triagem, ou um protocolo menos restritivo, é provável que isso resulte em desfechos mais variados, pois as questões feitas podem ser diferentes.

Uma das maiores críticas aos sistemas como o do NHS Direct e NHS 111 é de que costumam resultar em um nível muito alto de desfecho para a ligação ou que são particularmente avessos a riscos. Essa percepção, na minha opinião, é muitas vezes injusta. O que é considerado por muitos como um sistema ruim devido a desfechos inadequados não costuma ser falha do sistema, mas sim do clínico ou usuário que o utiliza. Em muitos casos que testemunhei, a informação havia sido apresentada pelos interlocutores aos clínicos, mas em um momento em que não era esperada ou quando não tinham perguntado a respeito. Os clínicos, então, a ignoraram, pois estavam focados demais na questão do momento, em vez de trabalharem fora do sistema. Além disso, eles não perceberam a importância da informação porque não tinham chegado a um determinado ponto do algoritmo e, assim, deixaram de perceber algo fundamental.

Outra preocupação que eu tinha em relação aos SSDCs era de que muitos usuários começavam a pensar que sabiam mais do que o sistema, pois ele nem sempre preenchia suas necessidades, ou não gostavam de ter que trabalhar com questões que não pareciam relevantes. Assim, eles "enganavam" o sistema, quando isso poderia ter sido útil a eles.

A tendência de confiar demais no SSDC também se tornou um problema importante depois de algum tempo. Senti que isso se devia, em parte, às demandas operacionais sobre os clínicos. Ter de realizar as ligações o mais rápido possível significa que algumas pessoas da equipe seguiam um algoritmo ou conjunto de questões da forma mais breve que podiam. Como essas ligações seriam encaminhadas para consulta presencial com outras pessoas fora de seu serviço, havia pouca responsabilidade pessoal, o que pode ter contribuído para a facilidade com que os clínicos optavam por uma "triagem suave". Percebi que a rotina de ligação após ligação, por horas a fio, também contribuía para a falta de preocupação em relação aos desfechos. Porém, quando havia um desfecho adverso, os clínicos costumavam culpar o sistema pela falha em perceber alguma coisa, apesar de, na minha experiência, o sistema raramente ser o problema.

Protocolos

Os protocolos que são comprados prontos tendem a ser menos restritivos e menos informativos que um SSDC, mas são um bom negócio! Você pode comprar um protocolo pré-formatado e, depois, adaptá-lo internamente para seu próprio uso, isto é, acrescentar caminhos ou informações locais. Os protocolos desenvolvidos internamente costumam ser mais um "guia" do que um protocolo.

No Reino Unido, existem poucos livros disponíveis oferecendo protocolos específicos para triagem telefônica de determinadas condições clínicas. Nos Estados Unidos, encontram-se mais livros de boa qualidade que certamente beneficiariam alguém que comece a fazer triagem, os quais em geral são desenvolvidos para enfermeiros. Se estiver usando um desses livros de protocolos de triagem, lembre-se de que eles se fundamentam na base de evidências clínicas dos Estados Unidos, o que pode não ser considerado como a melhor prática no Reino Unido, além de, por exemplo, não mencionarem as diretrizes do NICE. A terminologia também pode não ser a mesma.

Então, o que é melhor?

Tendo usado vários SSDCs diferentes e protocolos desenvolvidos interna e externamente, qual eu recomendaria, se é que recomendaria algum? Para mim, o uso de SSDCs e protocolos era definitivamente mais útil quando comecei a fazer triagem ao telefone. Aprendi muito sobre problemas incomuns – conhecimento que ficou comigo durante décadas. Porém, quando pude trabalhar de forma "livre", isto é, fazendo a triagem com o uso de meu próprio conhecimento e minha experiência (isso é o que a maioria dos clínicos faz), também aprendi como era confiar em meu próprio julgamento clínico – em vez de um protocolo – usando apenas minhas habilidades de questionamento e compreensão. Hoje eu prefiro fazer isso, *mas* acho que minha confiança certamente aumentou e minha base de conhecimentos melhorou após aprender sobre a estrutura de uma ligação com um SSDC ou protocolo. Na minha opinião, não se trata muito de fazer as questões sugeridas, mas sim de quando fazê-las durante uma ligação, como priorizar questões e como buscar as respostas sem fazer perguntas fechadas e que conduzam o interlocutor – um dos maiores problemas com os sistemas algorítmicos.

Muitos serviços e práticas atualmente utilizam pessoas não clínicas para "fazer o primeiro contato", e depois as ligações são passadas a um clínico para realizar a triagem. Esses profissionais não clínicos costumam ser recepcionistas ou telefonistas, sendo solicitados a "filtrar" as ligações que não precisam de avaliação clínica ou encaminhamento e aquelas que necessitam de triagem. Os recepcionistas em geral não usarão nenhuma forma de protocolo, além dos critérios desenvolvidos localmente. Porém, há SSDCs projetados para profissionais não clínicos. O maior usuário de um SSDC projetado para profissionais não clínicos no Reino Unido é o NHS 111, o qual utiliza o NHS Pathways; os recepcionistas "avaliam" com o uso de um sistema algorítmico especificamente projetado para esses profissionais (há diferentes módulos para cada grupo de profissionais). Então, que importância tem o papel do recepcionista em um sistema de triagem telefônica?

Referências

1. Wheeler S. *Telephone Triage Protocols for Adult Populations*. (3rd edn). New York, NY: McGraw-Hill Medical, 2009.
2. Bradley C. Can we avoid bias? *BMJ* 2005; **330(7494)**: 784.

Sistema de triagem total

CAPÍTULO 10

10.1 Qual a importância do papel do recepcionista ou telefonista na triagem ao telefone?

No Reino Unido, em muitos serviços, as ligações são inicialmente atendidas por alguma pessoa não médica, em geral um recepcionista ou telefonista, antes de aparecerem na lista de ligações a serem retornadas pelo clínico. Há exceções nos casos em que a ligação é atendida imediatamente por um enfermeiro ou médico, mas isso não é comum na prática geral.

Então, de que maneira o papel do recepcionista afeta o papel do profissional responsável pela triagem? Acredito que o manejo inicial da ligação pode ter um grande impacto na pessoa que faz a triagem por diversas razões, as quais serão examinadas mais a fundo neste capítulo. Desenvolvi meus próprios programas de treinamento para essas pessoas, pois há uma interligação entre o papel do recepcionista e o papel do clínico que realiza a triagem. Seria perigoso subestimar o papel da pessoa que faz o primeiro atendimento da ligação.

Sabemos, a partir de pesquisas, que 50% dos pacientes da atenção primária podem ser manejados com segurança por telefone; então, por que ficamos tão desesperadamente sem disponibilidade de consultas? Também sabemos que algumas das demandas não atendidas se devem ao aumento da carga de trabalho do MFC, ao declínio do número de MFCs e ao aumento da demanda sobre o tempo do MFC, tudo isso resultando em menos horários disponíveis para consultas. Porém, também acredito que parte da demanda se deva a pacientes que marcam consultas desnecessárias e, em muitos casos, quando não precisam passar nem perto de um clínico, pois seu "problema" pode ser resolvido de outra forma. Os pacientes atualmente marcam consultas com antecedência "por via das dúvidas" no caso de precisarem, pois há escassez de horários – conheço dois serviços em que foi marcada uma consulta semanal para o caso de alguém da família precisar!

Alguns estudos internos que vi nos serviços demonstraram que 20 a 33% das ligações feitas poderiam ser manejadas pelos recepcionistas ou por outra pessoa do setor administrativo. Em outros casos, um paciente pode ter solicitado uma consulta com um MFC quando poderia ter sido ajudado por um enfermeiro, farmacêutico ou fisioterapeuta. Os pacientes podem também marcar consultas com um MFC quando poderiam ter utilizado outro recurso de saúde como o setor de emergência ou uma unidade para lesões menos graves.

Considerando a pressão atual sobre os serviços de atenção primária, os serviços começaram a reconhecer que o recepcionista está cada vez mais envolvido no manejo da carga de trabalho da equipe clínica, e alguns serviços desenvolveram ainda mais o seu papel – até o nível de recepcionistas em plantão telefônico ou "navegadores do sistema". Espera-se que esses profissionais realizem uma forma de "triagem" para a identificação das necessidades dos interlocutores, filtrando aquelas ligações que não precisam passar por um clínico. Prefiro pensar como um tipo de "sinalização e priorização" em vez de "triagem", pois em geral não haverá aconselhamento clínico envolvido. Contudo, os interlocutores serão encaminhados ao local mais apropriado (sinalização) ou, se um paciente necessitar de ajuda urgente, o clínico será alertado, assim como irão manejar uma emergência evidente ao telefone com o envio de uma ambulância (priorização).

Para que seja capaz de fazer adequadamente a sinalização e a priorização, o recepcionista deve descobrir o motivo da ligação ou da consulta. Porém, a maioria dos serviços esperará que o recepcionista pergunte o motivo da consulta ou do retorno da ligação apenas se ela for colocada em uma lista de ligações a serem retornadas ou se for uma solicitação para consulta "no mesmo dia" ou urgente, ou ainda quando só restam horários para consultas de "emergência". Em outras palavras, o recepcionista perguntará o motivo da solicitação apenas quando houver poucos horários de consultas ou quando a triagem ao telefone parecer apropriada, mas não quando houver disponibilidade de horários para consultas de rotina. Isso pode parecer razoável, mas, na minha experiência, muitas consultas de rotina são marcadas para pacientes que não precisariam de uma.

Eu até sugeriria que perguntar a todos os pacientes sobre o motivo da consulta ou contato é uma parte necessária do papel do recepcionista, mesmo quando o paciente deseja uma consulta de rotina com intervalo de 4 semanas e há muita disponibilidade. Na minha opinião, é muito mais seguro e eficiente que o recepcionista pergunte o motivo da ligação e/ou a razão pela qual o paciente deseja uma consulta ou retorno da ligação, para garantir que todas as consultas marcadas sejam necessárias e direcionar os pacientes para o lugar certo. Também não se deve esquecer que alguns pacientes esperarão pelo próximo horário disponível quando deveriam consultar mais cedo e, assim, esse sistema pode evitar que os pacientes esperem demais e corram riscos. Se for esperado que o recepcionista faça a sinalização, isso só pode ser feito de maneira correta perguntando-se sobre a razão para o contato.

Uma última coisa a ser observada sobre perguntar o motivo do contato – *não se trata do que você pergunta, mas de como faz a pergunta!* Já discutimos a importância do tom de voz ao telefone para o clínico, e o mesmo se aplica ao recepcionista. É difícil obter informações de pacientes ou interlocutores quando você não é um profissional clínico, e a maioria dos recepcionistas não recebeu treinamento algum sobre comunicação e interação ao telefone, de modo que você pode querer considerar a realização de algum treinamento para esses recepcionistas, como o que a minha empresa oferece.

Uma ligação manejada por um recepcionista pode conter muitos detalhes sobre o motivo da ligação, o que pode ser usado pelo clínico para priorizar o caso quando fizer o retorno da ligação. Isso faz muito sentido, em especial quando há muitas ligações a serem retornadas e os pacientes e suas demandas são conhecidos. Infelizmente, contudo, muitos serviços ainda não empoderaram os recepcionistas para pedir quaisquer informações e simplesmente querem que eles obtenham informações demográficas de modo que o profissional responsável pela triagem possa retornar as ligações mais tarde. Então, qual sistema é o melhor? Eu sugeriria o uso de seus recepcionistas da maneira que lhe parecer mais segura. Se houver preocupação em relação à habilidade deles de perguntar sobre o motivo da ligação, para sinalizar corretamente e para interagir com o interlocutor, você pode querer limitar sua oportunidade de obter informações ou realizar algum treinamento para melhorar a competência deles. Se a sua equipe estiver acostumada a questionar o motivo para a consulta ou retorno da ligação, mas com uma capacidade limitada, pode querer considerar estender isso para todas as ligações, mas garantindo que recebam suporte de treinamento, quando necessário.

O papel do recepcionista é fundamental para o sucesso de alguns modelos de oferta de serviços, como o modelo de triagem total, mas o que é realmente este modelo?

10.2 O que é triagem total e ela deve ser usada?

A "triagem total" é um dos modelos de oferta de serviços que visam ao manejo da demanda de pacientes e à maximização da capacidade. Ela opera da mesma forma que os plantões telefônicos no sentido de que, quando os pacientes ligam para solicitar uma consulta, recebem a resposta de que um clínico entrará em contato com eles antes da marcação. Se ainda houver necessidade de uma consulta presencial *após a triagem*, o clínico fará a marcação *com* o paciente, em geral no mesmo dia. Independentemente de quando os pacientes querem ser "atendidos", é solicitado que eles façam contato com o serviço naquele dia e eles falarão com o clínico antes que a consulta seja marcada. Se o sistema for efetivo e a triagem também, normalmente apenas 30 a 40% dos pacientes são atendidos após a triagem. Ao mesmo tempo, o acesso (ou contato) pode melhorar em até 50% dos casos.

Os recepcionistas alocam principalmente consultas telefônicas e as acrescentam na lista de ligações a serem retornadas, em vez de agendar consultas presenciais. Há algumas exceções: em geral, cerca de 10% dos pacientes irão automaticamente necessitar de consulta presencial, como para atendimento de recém-nascidos, verificação do uso de pílulas anticoncepcionais ou revisões de saúde mental em pacientes vulneráveis que podem não ser capazes de fazer o contato por conta própria, mas, em geral, 90% dos pacientes podem passar primeiro pela triagem telefônica.

Então, esse modelo realmente funciona e você deve considerar o seu uso? Já trabalhei pessoalmente em serviços que implementaram esse sistema e ele foi tão bem-sucedido que teve um efeito impressionante sobre a equipe e os pacientes. Embora passem a lidar com mais pacientes diariamente, as pessoas não trabalham mais do que antes – apenas, como se diz, de forma mais inteligente! Os clínicos controlam sua própria carga de trabalho e todos os dias fluem bem, pois a agenda de consulta está praticamente vazia no início do dia. Isso pode ser extremamente libertador, pois assim podem atender os pacientes sempre que necessário ou fazer visitas domiciliares a qualquer momento, em vez de usar o horário do almoço, como é a regra. Os recepcionistas não precisam mais discutir nem negociar com os pacientes sobre o que é urgente ou não, ou se eles irão ser "encaixados" entre as outras consultas. Os pacientes rapidamente aprendem que serão atendidos no dia em que fizerem contato com o serviço, independentemente do horário em que ligarem, portanto, não passam pelo estresse de tentar ligar assim que o serviço começa a atender pela manhã, e não têm medo de se atrasar para conseguir uma consulta para o mesmo dia. Ao final do dia, todos voltam para casa satisfeitos e com um sorriso no rosto – honestamente, isso de fato pode acontecer.

O sistema de triagem total pode e realmente funciona, não importando os dados demográficos dos pacientes. Porém, também já vi o sistema falhar de modo espetacular, em geral por uma de três razões:

1. Despreparo e falta de planejamento – entre equipe e pacientes.
2. Recepcionistas que não filtram adequadamente e só usam a lista de ligações a serem retornadas para triagem como uma forma de depósito, aumentando o trabalho dos clínicos.
3. Clínicos que não fazem a triagem de modo adequado e convertem muitas ligações em consultas presenciais após a triagem, aumentando a sua carga de trabalho.

Outra coisa de que o sistema depende é uma equipe coesa. Se alguém não estiver interessado na triagem ou se algum dos recepcionistas preferir o sistema antigo em que estavam "responsáveis" pela marcação de consultas, é fácil haver sabotagem.

Se essas coisas puderem ser evitadas ou manejadas, eu definitivamente recomendaria essa forma de trabalho, mas, se estiver considerando mudar para esse modelo, seja cuidadoso. A implementação prematura resultará em muitos problemas e você achará que o sistema não funciona quando, na verdade, ele poderia funcionar. Então, o que deve ser considerado ao mudar para esse modelo de oferta de serviços?

10.3 O que é necessário para a implementação de um sistema de triagem total?

Em relação à preparação, há muita coisa que você deve planejar e pensar antes da implementação. A pressa na implementação irá quase certamente resultar em falhas, conforme discutido antes. Você deve se certificar de que todos estejam participando dessa nova maneira de trabalhar, pois isso significará uma grande mudança para todos os envolvidos e, como sabemos, nem todo mundo fica confortável com mudanças. Faça sua pesquisa sobre outros serviços que tenham implementado essa mudança e tire um tempo para pensar e planejar a fim de evitar estresse após o lançamento.

Planejamento para um modelo de triagem total

Adiante estão citadas algumas coisas que devem ser consideradas:

- Como você comunicará o sistema aos pacientes?
- Como você usará sua mensagem telefônica (se for usar alguma)?
- Os recepcionistas precisam de treinamento no novo sistema e na forma como se comunicam ao telefone?
- A equipe clínica necessita de treinamento na triagem ao telefone?
- Como você chama as ligações de retorno – triagens telefônicas, consultas telefônicas ou alguma outra coisa?
- Deve ser usado um fone de ouvido ou equipamento manual?
- Você tem um número adequado de linhas telefônicas?
- Como serão alocadas as ligações telefônicas à medida que forem chegando?
- Como serão alocadas as consultas presenciais após o retorno das ligações?
- Você planejou a sua capacidade de trabalho?
- Como serão organizados os seus horários para consultas presenciais que não passam pelo sistema de triagem?
- Como serão manejadas e identificadas as consultas pré-agendadas e as consultas de revisão?

- Como será manejado o seu sistema de marcação de consultas pela internet?
- Como serão manejadas as consultas de "demanda espontânea"?
- O que será feito com os pacientes com dificuldade de comunicação, aqueles que não têm telefone ou que não sabem utilizá-lo?
- Como serão manejadas as solicitações para visitas domiciliares?
- Como será planejado o dia de lançamento do sistema?

Essa lista não está completa! Como você já deve ter adivinhado, o sistema depende muito do planejamento prévio, de sua defesa e preparação em todos os níveis. Você precisa estar preparado para fazer mudanças e ajustes quase diariamente até achar que está funcionando bem e de maneira que todo mundo esteja confortável. Dito isso, tenha cuidado para não fazer ajustes demais – você deve dar tempo para as coisas funcionarem – e evite as reações exageradas.

Se você estiver considerando esse modelo, eu o aconselharia a consultar outros serviços que tenham sido bem-sucedidos na mudança, aprendendo com os erros deles, ou talvez a utilizar um consultor que ofereça mais do que apenas informações sobre a coleta de dados. Embora isso seja extremamente útil, os dados são apenas uma pequena parte do sucesso do sistema. Tenha cuidado com as empresas que defendem um tempo de 3 minutos para as triagens em todas as ligações como base para você planejar a capacidade de trabalho. Embora isso seja inteiramente possível com alguns pacientes e quando não houver necessidade de uma avaliação completa (p. ex., com resultados de exames, solicitações de medicamentos etc.), eu o estimularia a calcular uma média de 5 minutos como ponto de partida no que se refere à realização de uma boa avaliação, ao oferecimento de autocuidados e à orientação do paciente. Se você tiver lido todos os meus conselhos sobre como realizar uma ligação, espero que perceba que muitas das ligações demorarão mais de 3 minutos, em especial se optar por um desfecho de autocuidados e quiser obter todos os benefícios do trabalho ao telefone. Se você não estiver preparado para dispor de tempo ou se fizer com muita frequência a conversão para uma consulta presencial, não há sentido na opção pela triagem telefônica. A economia de tempo e a melhora no acesso só podem ser alcançadas por meio de uma triagem segura e efetiva.

Então, como você pôde ver ao longo deste livro, há muito mais coisas relacionadas com as triagens e consultas ao telefone (apenas para o caso de ainda preferir pensar nelas como entidades distintas) do que suspeita a maioria dos clínicos. Para os propósitos da ligação telefônica, até um desfecho que seja correto para o paciente, para o clínico e para os recursos disponíveis, há tanto a considerar que isso pode parecer demais. Com certeza, é mais fácil simplesmente continuar com um sistema com o qual nós e nossos pacientes estamos acostumados há várias décadas – os pacientes fazendo uma solicitação de consulta com o MFC ou enfermeiro e torcendo para que haja disponibilidade para quando necessitem. Na sociedade móvel atual e na cultura de consumo, não acredito que o "sistema antigo" seja sustentável ou mesmo aceitável. Por que os pacientes teriam de ir até o serviço estando sujeitos a perder tempo no trabalho e, assim, dinheiro, ou ter de trazer cinco filhos ao mesmo tempo, quando se trata de um problema que pode ser manejado por telefone? Por que os clínicos teriam de trabalhar mais de 12 horas ao dia apenas para dar conta de todas as consultas "extras" acrescentadas por não haver horários suficientes? Se as avaliações por telefone puderem ajudar a reduzir a carga do NHS e dos clínicos, além de facilitar a vida dos pacientes oferecendo intervenções mais oportunas, sem dúvida devemos ter certeza de que estamos fazendo isso de forma segura e efetiva. Espero realmente que nossos órgãos administrativos, o NHS, instituições de treinamento e mesmo o governo percebam os benefícios que podem ser obtidos com o uso do telefone para o fornecimento de cuidados – mas apenas quando isso for feito da maneira correta.

Referências

1. Bunn F, Byrne G, Kendall S. The effects of telephone consultation and triage on healthcare use and patient satisfaction: a systematic review. *British Journal of General Practice* 2005; 55(521): 956-61.

Resumo

CAPÍTULO 11

Não é fácil resumir todo o aprendizado que este livro visa a fornecer, mas espero que o conteúdo a seguir ajude a ressaltar os pontos principais de cada capítulo.

Triagem *versus* consulta

Esclarecemos que, para os propósitos deste livro, as ligações que não envolvem alguma forma de avaliação ou aquelas que não se baseiam em um episódio clínico, como uma solicitação de atestado, repetição de prescrições, resultados de exames, compartilhamento de informações etc. (trabalho de rotina), não devem ser consideradas triagem nem consulta. Estamos nos referindo apenas àquelas ligações que necessitam de avaliação clínica de sintomas novos ou continuados.

Essas ligações podem ser de triagem em alguns casos e de consulta em outros. Muitos clínicos consideram uma triagem telefônica como diferente de uma consulta telefônica, mas, em termos práticos, o trabalho realizado pelo clínico é exatamente o mesmo – você faz algumas perguntas, confirma/descarta sinais e sintomas agudos de acordo com o nível de prioridade e chega a um desfecho conforme a provável prioridade do caso.

Porém, acredito que nossa abordagem à ligação possa variar conforme estejamos esperando uma "triagem" (uma sinalização rápida e precisa) ou uma "consulta" (uma discussão aprofundada que pode resultar em automanejo e exigir mais tempo). Abandonar a necessidade de classificar as ligações como triagem ou consulta, e considerar a interação simplesmente como uma avaliação telefônica, pode evitar que se tente adivinhar o motivo da ligação, o seu desfecho e a sua duração. É provável que as suas ações em uma triagem ou uma consulta sejam as mesmas, mas as ações predeterminadas são um risco real em relação às ligações. Outro grande perigo em relação às ligações é a pressão do tempo. Isso pode ter um grande impacto na ligação, de modo que precisamos estar conscientes do tempo, sem que ele dite as nossas ações. As pressões de tempo levam a uma ligação apressada, o que, por sua vez, afeta a informação coletada assim como nosso tom de voz.

O Capítulo 1 também analisou os benefícios e os riscos do trabalho feito por telefone. Há enormes benefícios possíveis, mas apenas quando a triagem é realizada de forma adequada. Reconhecer os riscos ajudará você a manejá-los e decidir se uma interação telefônica é a opção mais segura.

O propósito da triagem ao telefone

Compreender o propósito da ligação e o que você está tentando fazer é fundamental. Isso o ajudará muito em sua tomada de decisão. Os objetivos de uma ligação estão resumidos nos três princípios a seguir:

1. *Determinar se o paciente precisa de atendimento presencial.*
2. *Se o paciente precisar de atendimento presencial, definir quando, por quem e onde.*
3. *Garantir que o interlocutor fique satisfeito com a interação.*

Uma das razões pelas quais muitas ligações são longas ou complexas demais é porque o clínico está focado no diagnóstico, o que não significa que isso não seja importante, pois você necessita de um diagnóstico diferencial para decidir se alguém precisa ou não de uma consulta presencial. Porém, o objetivo primário é determinar a necessidade de avaliação adicional, e não garantir o diagnóstico correto. Após você decidir se um paciente precisa de atendimento presencial, sua ligação deve ser concluída, a menos que haja necessidade de mais perguntas para determinar o local do contato ou o nível dos cuidados. Para obter informações da melhor qualidade e uma história clínica acurada, junto com a concordância do interlocutor ao final da ligação, o profissional que realiza a triagem deve envolver o interlocutor, e a forma como isso é feito é discutida em detalhes nos Capítulos 2 e 3.

A importância da compreensão de como o paciente percebe as consultas telefônicas deve ser reconhecida. Por que os pacientes ou cuidadores confiariam em nossa ajuda para os cuidados deles ou de seus parentes, ou em nossos conselhos, se nós não conseguimos vê-los, tocá-los ou escutar nada além de sua voz? A construção da confiança no interlocutor se baseia em nossa capacidade de comunicar e escutar de forma efetiva, em especial na ausência de confirmação visual ou de respostas como a linguagem corporal.

Os três principais estágios das ligações

A maioria das ligações para avaliação clínica envolverá três estágios: a introdução, o estágio de coleta de informações e o plano de manejo. É importante trabalhar com esses três estágios na ordem correta. Isso garantirá que você aborde problemas como a confidencialidade e colete a história clínica de forma estruturada para chegar ao desfecho mais adequado no menor prazo possível. Isso reduz o risco de má coleta de informações ou de alienação do interlocutor, o que diminui as chances de adesão do interlocutor ao final da ligação. No Capítulo 4 discutimos a maneira como você trabalha em cada um desses estágios para completar a ligação com um nível apropriado de formação de uma rede de segurança – provavelmente a característica mais importante de qualquer ligação, mas sobretudo quando é aconselhado o automanejo.

A coleta da história clínica e a tomada de decisão variam entre os profissionais. Sabemos que médicos e enfermeiros, assim como especialistas e novatos, tomam decisões de maneira diferente, mas a compreensão dos três princípios e a adesão a eles sempre que possível devem ajudar você a chegar a uma decisão no menor prazo possível.

Manejando o encerramento da ligação

Muitos clínicos têm dificuldade para decidir quando uma ligação deve ser encerrada ou se preocupam em terem feito o suficiente: "Será que deveria ter perguntado sobre...?" ou "Talvez eu devesse ter oferecido uma ligação de retorno para ver como vão as coisas". A compreensão do seu papel como profissional da triagem telefônica e de como estar preparado para o inesperado sempre que possível o munirá de ferramentas e técnicas para o manejo de ligações difíceis. A comunicação clara com os pacientes, recepcionistas e clínicos é necessária para garantir que as próximas etapas sejam aceitas e compreendidas. Manter o recepcionista envolvido facilitará os contatos futuros para o paciente e o clínico.

Se o interlocutor ou o paciente recusarem seu aconselhamento, o ponto principal a ser considerado é se estão tomando uma decisão informada. Você explicou claramente o motivo de ter chegado a determinada decisão? Você descreveu e discutiu soluções alternativas no caso de falta de cooperação do interlocutor? Algumas vezes você precisará passar por cima da decisão do interlocutor, por exemplo, se houver problemas de segurança ou suspeita de diminuição de sua capacidade. Se o paciente for adulto e completamente capaz de aceitar ou declinar de seu aconselhamento, desde que tenhamos sido claros em nossa compreensão e na comunicação de nosso raciocínio, o interlocutor sempre pode escolher não aceitar nosso conselho. No Capítulo 5 analisamos os problemas que podem ser encontrados quando o interlocutor recusa o aconselhamento, mas é sempre útil falar com a sua seguradora para maiores informações sobre sua responsabilidade em caso de conflito entre você e o interlocutor.

Documentação e manutenção de registros

Devemos ser cuidadosos em relação ao quanto documentamos, pois isso, por si só, pode ser a causa de interações muito longas. Os princípios de documentação que se aplicam às consultas presenciais são os mesmos das consultas telefônicas. Porém, devemos substituir qualquer sinal clínico que normalmente teríamos a oportunidade de descobrir por um exãme "verbal". No Capítulo 7 sugeri critérios de documentação para ajudar a minimizar a sua documentação, maximizando a aplicabilidade do conteúdo. O objetivo final da manutenção de registros é ter a disponibilidade dos registros de voz, mas isso nem sempre é possível em todas as áreas de trabalho. Onde os registros podem ser feitos, sabemos que é muito mais fácil lidar com reclamações e incidentes. O treinamento e o desenvolvimento são reforçados pelo uso dos registros de voz, e eles podem moderar o comportamento do interlocutor e do clínico. Como os registros de voz são relativamente não invasivos, eu sugeriria fortemente o seu uso. Todavia, deve-se ter o cuidado de observar as exigências legais corretas ao fazer o registro das ligações. Escutar as suas próprias ligações é a melhor forma de desenvolvimento pessoal.

Sob o ponto de vista médico-legal, os registros de voz são aceitos em juízo, mas, mesmo quando eles são possíveis, o registro primário continua sendo o seu registro eletrônico. A maneira mais segura de imaginar a sua manutenção dos registros é lembrando do mantra "Se não foi escrito, não aconteceu".

Controle de qualidade

O controle de qualidade das interações telefônicas é algo que ainda está começando na prática geral, mas está se tornando cada vez mais comum com o uso dos equipamentos para registro das ligações e com certeza nos serviços de plantão telefônico, onde é seguido o padrão do National Quality Requirement. No Capítulo 8 analisamos o porquê de você considerar algum tipo de controle de qualidade em suas ligações e quais devem ser as considerações logísticas. Se você pretende auditar as suas ligações ou é objeto de auditoria clínica, é aconselhável questionar as ferramentas e habilidades daqueles que realizam a auditoria. Ela se baseia em um modelo de competências? Você consegue desenvolver diretrizes para a melhor prática a fim de sustentar de forma segura e efetiva a triagem ao telefone?

Protocolos

Dependendo de sua origem e papel como clínico, pode ser necessário ou não que utilize protocolos de triagem específicos para determinadas condições clínicas, como

"Dor nas costas em adultos" ou "Febre em crianças com menos de 10 anos". No Capítulo 9 discutimos quando os protocolos podem ser úteis e quando eles podem dificultar a sua avaliação. Há vários tipos de protocolos – desde aqueles comprados "prontos" até sistemas mais estruturados, como os sistemas de suporte à decisão clínica, como os usados pelo NHS 111. Conhecer as limitações no uso desses protocolos é fundamental, além de aprender a não confiar demais neles ou a ignorá-los. Infelizmente, os pacientes não se enquadram em categorias de respostas simples do tipo "Sim" ou "Não". Um dos maiores riscos de alguns protocolos é que eles podem deixar de "captar" coisas que um interlocutor revela ou as indicações não verbais que o profissional que realiza a triagem pode ter que decifrar. Os melhores protocolos são desenhados para dar suporte ao profissional que faz a triagem, permitindo o uso de seu próprio raciocínio crítico, conhecimento e experiência.

O papel do recepcionista e o modelo de triagem total

A maioria das ligações que chegam até o clínico foram inicialmente atendidas por um membro não clínico da equipe, como o recepcionista, o navegador de cuidados ou o telefonista, embora ainda seja possível, em alguns serviços, que a ligação seja feita diretamente para o clínico. Porém, se a ligação tiver sido manejada antes por um recepcionista ou outra pessoa não clínica, isso pode ter impacto direto sobre o papel da pessoa que realiza a triagem. A carga de trabalho pode diminuir ou aumentar pelo manejo inicial da ligação, sendo necessário observar o suporte dado a esses membros da equipe. Você tem protocolos para auxiliar o manejo das ligações por essas pessoas? Se você participa de um sistema de triagem total, o papel dos recepcionistas é fundamental para o sucesso do sistema. No Capítulo 10 estudamos o que deve ser considerado ao se iniciar e operar esse tipo de sistema de acesso, assim como seus riscos e benefícios. Em muitos serviços e grupos de comissionamento clínico, esse tipo de modelo de acesso está se tornando cada vez mais popular, porém, mais uma vez, ele depende das habilidades da pessoa que faz o manejo inicial da ligação para filtrar ligações de retorno inadequadas, bem como das habilidades do profissional responsável pela triagem, para garantir que a taxa de conversão para consultas presenciais seja adequada. O fundamental não é apenas fazer a triagem telefônica – e sim fazê-la da maneira correta!

Palavras finais

Ao longo deste livro, tentei desmitificar o complexo e muitas vezes assustador mundo das triagens e consultas telefônicas. As interações telefônicas trazem riscos inerentes, e isso exige o cálculo contínuo desses riscos para decidir quando as ligações devem ser encerradas e quando elas devem ser continuadas.

As triagens e consultas ao telefone podem ser muito menos difíceis para quem tem receio de fazer a avaliação e o aconselhamento sem conseguir enxergar o paciente se você desenvolver sua própria estrutura para as ligações, dividindo-as em estágios. Porém, é fundamental para esse processo que exista uma boa compreensão das habilidades de comunicação necessárias quando não é possível enxergar o paciente ou interlocutor. Isso o ajudará a manejar a ligação e manter o interlocutor suficientemente envolvido, de maneira que consiga chegar a um desfecho adequado e satisfatório para ambas as partes.

Ao ter clareza acerca do processo e da estrutura de suas ligações, lembrando-se de que o propósito primário é determinar a necessidade de uma consulta presencial e não o diagnóstico, você conseguirá tornar suas ligações mais eficientes e recompensadoras.

Meu último conselho seria para você sempre se certificar de que está de fato escutando o interlocutor – como sugere o título do livro! Ao realmente escutá-lo, você se tornará um melhor profissional na realização das triagens.

Índice

A

abertura das ligações, 70-74
abordagem *benchmark* para auditoria clínica, 129-130
acesso aos cuidados
    cuidados por telefone, acesso imediato aos, 22-24
    percepção pelo paciente de redução no, 31-32
acesso inadequado, redução dos ciclos de, 25-27
acurácia da recordação, confiança nos interlocutores para, 28-30
adesão ao tratamento, melhora da, 27
agendamento inapropriado de consultas presenciais, risco do, 30-31
alergias
    manutenção de registros e, 116-117
    realização de ligações e percepção do potencial de, 89-90
ambiente emocional, 53-57
amostra aleatória, 125-126
anotações, revisão antes da ligação, 67-69
antibióticos, preocupações com, 37
"aperto de mãos" verbal, 69-70
armadilhas, 107-111
    "apostar" demais na avaliação do interlocutor, 110-111
    banalização da preocupação do interlocutor, 110-111
    informações "irrelevantes", triagem de, 108-110
    medicamentos, falha na verificação de, 109-111
    presença do paciente, triagem sem a, 107-108
    questões direcionadas, 110-111
    "síndrome do trem errado", 110-111
    tomada de controle pelo interlocutor, 107-109
aspectos médico-legais, 121-124
atenção, importância de prestar, 53-54
atitudes e crenças pessoais, 51-53
atrasos nos cuidados, possibilidade de dano por, 34-35
audição, problemas de, 50-51
auditoria clínica, 125-131
    abordagem *benchmark*, 129-130
    amostra aleatória, 125-126
    auditoria de ligações, 126-127
    auditorias, 125
    College of Emergency Medicine, 126-127
    desvantagens na auditoria de ligações, 125
    falta de clareza, 125-126
    guia do General Medical Council (GMC) para a prática médica, 128-129
    manejo e tecnologia da informação (MTI), 128-129
    métodos para, 126-130
    modelo de competência para avaliações ao telefone, 127-130
    modelo de competência para triagens telefônicas, 128-129
    Nursing and Midwifery Council (NMC) Code for Nurses and Midwives, 128-129
    Out of Hours Audit Toolkit (RCGP), 126-127
    padrões do National Quality Requirement (NQR), 125-126
    qualidade do auditor, 125-127
    Quality and Outcomes Framework (QOF), 125-126
    registro para propósito de, 121
    revisão/auditoria de ligações, razões para, 125-127
    Royal College of Paediatrics, 126-127
    serviços de plantão telefônico e, 127-128
    sistemas de controle da qualidade, organização de, 130-131
    treinamento para auditorias, 127-128
    Urgent and Emergency Care Clinical Audit Toolkit (RCGP), 126-127
    verificações de controle da qualidade, 125
auditorias
    clínica, 125-127
    de ligações, desvantagens nas, 125
    qualidade do auditor, 125-127

triagem telefônica, 125-128
autocuidados, aconselhamento sobre, 94-98
    manutenção de registros e, 117-118
avaliação e questionamento, habilidades de, 108-109

B

"bandeiras vermelhas", eliminação de, 80-82
barreiras à comunicação efetiva, 49-58
benefícios dos cuidados por telefone, 22-27
benefícios sobre a carga de trabalho do serviço, 25-26

C

clareza
    ausência na auditoria clínica, 125-126
    como propósito, importância de, 33-35
    comunicação clara, obtenção de, 45-46
    esclarecimento, satisfação em não haver mais necessidade de, 91-93
    sobre os próximos passos, encerramento da ligação e, 104-106
College of Emergency Medicine, 126-127
começo dos sintomas, estabelecimento do, 83-84
conclusão em momento inoportuno, 32
conexão telefônica, problemas de, 49-50
consultas telefônicas
    definição de, 17-18
    interação telefônica, bases das, 39-40
    objetivos das, 33-37
    princípios das, 34-35
    triagem telefônica e, diferenças entre, 17-23
contatos, número de, 90-92
controle de qualidade, 130-131, 149-150
    auditorias clínicas para, 125
    registro com o propósito de, 121
    sistema para, organização de, 130-131
conveniência de acesso, 23-24
crianças ao telefone, falando com, 78-81
cuidados adicionais, estabelecimento de parâmetros para, 34-36
cuidados por telefone
    acesso imediato, 22-24
    acesso inadequado, redução dos ciclos de, 25-27
    adesão ao tratamento, melhora da, 27
    benefícios da priorização, 25-26
    benefícios dos, 22-27
    benefícios sobre a carga de trabalho do serviço, 25-26
    conveniência do acesso, 23-24
    custo-efetividade, 24-26
    economia, 24-25
    educação e empoderamento dos pacientes, oportunidades para, 23-24
    evitando consultas presenciais, 23-25
    recursos apropriados, 25-26
    redução da pegada de carbono, 24-25
    revisão de problemas crônicos, 27
custo-efetividade do cuidado por telefone, 24-26

D

Data Protection Act, 113, 123-124(referência 1)
desenvolvimento profissional contínuo (DPC), registros para, 120, 122-124
devaneios mentais, evitando, 56-57
diálogo, efetividade do, 39-40
dificuldades de aprendizado, 50-51
dificuldades de fala, 50-51
distrações do ambiente, 55-56
distrações, lidando com, 55-56
documentação, *ver* manutenção de registros
encaminhamentos ou seguimentos, 118-119
encerramento da ligação, manejo do, 99-106
    clareza em relação aos próximos passos, 104-106
    cooperação dos pacientes, maneiras de obter a, 101-103
    incapacidade de seguir os conselhos, lidando com a, 99-100
    incentivos para uma boa tomada de decisão para o paciente, 100-101
    interlocutores que não aceitam o conselho, 99-103
    mudança de objetivos, evitando a, 100-101
    negação do acesso aos cuidados de saúde para crianças, lidando com a, 100-102
    negligência, lidando com acusações de, 104
    potencial para conflitos, previsão de, 99
    próximos passos, clareza sobre os, 104-106
    segurança do paciente, lidando com problemas urgentes, 100-101
    sistema de triagem total, 104-106
    tomada de decisão do paciente, lidando com dificuldades para a, 100-101
    tomada de decisão informada pelo paciente, necessidade absoluta de, 103-104

triagem telefônica, 99-106, 148-150
visitas domiciliares, lidando com solicitações inadequadas de, 100-102
você fez o bastante?, 103

E

escuta ativa, 52-55
   bloqueios na, 55-58
   consciência das pausas na, 56-58
escuta, necessidade de boas habilidades para a, 52-55, 151-152
estresse, problemas do, 50-51

F

falar ao mesmo tempo que o interlocutor, evitando, 40-41
fatores de risco
   agendamento inapropriado de consultas presenciais, risco do, 30-31
   comunicação ruim, risco de, 30-31
   idade e risco, verificação de, 87-88
   indicadores visuais, riscos na ausência de, 28-29
   interação, risco da falta de afinidade na, 30-31, 33-34
   manutenção de registros, risco de erros na, 31-32
   múltiplas questões fechadas, risco de, 63-65
   restrições de tempo, riscos das, 31-32
   risco de conclusão prematura, 32
   risco de incertezas, 28-29
   suposição de risco em triagem telefônica, 28-29
   triagem telefônica, riscos da, 27-34
   verificação de, 86-88
fazer perguntas, há um modo correto?, 59-60
fluxo da informação em apenas uma direção, 45-48
fluxo da informação em duas direções, 48-50
Freedom of Information Act, 113, 123-124(referência 2)
funil, técnica do, 60-61

G

General Medical Council (GMC)
   guia para a prática médica, 128-129
   manutenção de registros e, 113-114, 122-123

H

habilidades de comunicação ao telefone *ver* habilidades de comunicação
habilidades de comunicação, 39-58
   ambiente emocional, percebendo o, 53-55
   atenção, importância de realmente prestar atenção, 53-54
   atitudes e crenças pessoais, 51-53
   barreiras para a comunicação efetiva, 49-58
   bloqueios para a escuta ativa, 55-58
   comprometimento, dificuldades para obter, 40-41
   comunicação
      elementos da, 42-43
      realidades da, 41-50
   comunicação clara, garantia de, 45-46
   comunicação por telefone, 43-45
      habilidades em, 39-42
   comunicação presencial, 42-45
      diferenças entre comunicação por telefone e, 39-41
   conexão, falta de, 50-52
   confiança, falta de, 50-52
   confirmação, importância durante as ligações, 53-54
   exigência *versus* expectativa, 41-42
   devaneios mentais, evitando, 56-57
   diálogo, efetividade do, 39-40
   diferenças de idioma, 49-51
   dificuldades de aprendizado, 50-51
   dificuldades de fala, 50-51
   distrações no ambiente, 55-56
   distrações, lidando com, 55-56
   escuta ativa, 52-55
      consciência das pausas na, 56-58
   filtros emocionais, 56-57
   fluxo da informação em apenas uma direção, 45-48
   fluxo da informação em duas direções, 48-50
   hábito de pular à frente, evitando o, 55-57
   indicativos sociais, problemas da ausência de, 51-52
   informações da história clínica, ausência de, 51-52
   informações visuais, problema da falta de, 40-41
   interação telefônica, base da, 39-40
   interrupção da fala do outro, evitando a, 40-41
   ligações de terceiros, 51-52
   linguagem corporal, 42-45
   linguagem formal em conversas telefônicas, 39-40

padrões de sintomas, evitando o prejulgamento de, 54-55
palavras, informações verbais e, 42-45
parafrasear as informações recebidas, importância durante as ligações, 53-54
percepção dos sintomas pelos pacientes, 52-53
prejulgamento de pacientes, evitando o, 54-55
problemas de audição, 50-51
problemas de conexão telefônica, 49-50
problemas de estresse, 50-51
problemas de recepção de telefones celulares, 49-50
restrições de tempo, problemas das, 51-52
resumir as informações recebidas, importância durante as ligações, 53-54
sobrecarga de informações, cuidado com, 54-55
superando barreiras para a comunicação efetiva, 52-55
telecarisma, 44-46
tom de voz, 42-45
ver também realização de ligações
história clínica, obtenção da, 76-77
história dos sintomas, realização de ligações e, 82-87
história médica pregressa (HMP) do paciente
  manutenção de registros e, 116-117
  verificação da, 86-87
história social, realização de ligações e, 89-91

I

idade e risco, verificação de, 87-88
idioma, diferenças de, 49-51
indicadores visuais, riscos na ausência de, 28-29
indicativos sociais, problemas da ausência de, 51-52
informações "irrelevantes", triagem de, 108-110
informações visuais, problemas da falta de, 40-41
informações, coleta de, 76-92
início da consulta
  iniciando a conversa, 68-77
  questões abertas e, 77-78
interação bem-sucedida, objetivos da, 35-36
interação, risco da falta de afinidade na, 30-31, 33-34
interlocutores
  acurácia da recordação, confiança nos, para, 28-30
  "apostar" demais na avaliação dos, 110-111
  banalização das preocupações dos, 110-111
  definição dos interesses dos, 36-37
  evitando prejulgamentos, 54-55
  incapacidade de seguir os conselhos, lidando com a, 99-100

  lidando com os, 37
  limitações da triagem, tornar os, cientes das, 74-75
  não aceitação dos conselhos pelos, 99-103
  planos de documentação, 117-118
  relacionamento com os, 39
  respostas dos, dando tempo para as, 77-78
  tomada de controle pelos, 91-92, 107-109

L

ligações prolongadas, 35-36
ligações, realização de, 67-98
  estágios principais, 148-149
linguagem corporal, 42-45

M

manejo e tecnologia da informação (MTI), 128-129
manutenção de registros, 113-124
  aconselhamento específico sobre rede de segurança, 117-118
  alergias, 116-117
  aspectos médico-legais, 121-124
  auditoria clínica, registros com propósito de, 121
  controle de qualidade, registro com propósito de, 121
  critérios de documentação, 114-119
  critérios mínimos para, 114-119
  Data Protection Act, 113
  desenvolvimento profissional contínuo (DPC), registro com propósito de, 120, 122-124
  documentação, formulários e quantidade de, 113-115
  encaminhamento ou seguimento, 118-119
  Freedom of Information Act, 113
  General Medical Council (GMC), guia para a prática médica, 113-114, 122-123
  história médica pregressa (HMP), 116-117
  identificação do paciente, 115-116
  informação sobre autocuidados, 117-118
  interação telefônica, clareza na especificação da, 115-116
  medicamentos, 116-117
  moderação de comportamentos pelo registro, 121-122
  National Institute for Health and Care Excellence (NICE), diretrizes sobre autocuidados, 117-118
  Nursing and Midwifery Council (NMC) Code for Nurses and Midwives, 113-114, 122-123

planos do cuidador, documentação de, 117-118
princípios de documentação, aplicação de, 113-115
reclamações, registro e investigação de, 121-122
registro de voz das ligações, 118-122
registros não invasivos, 121
relevância, 114-115
revisão das ligações, 123-124
sinopse da ligação, 115-117
sistema de suporte à decisão clínica (SSDC), 114-115
sistema ou protocolo para, 114-115
treinamento, registro com propósito de, 120-124

medicamentos
efeitos adversos, lidando com, 88-90
falha na verificação de, 109-111
manutenção de registros dos, 116-117
verificando a dose e a efetividade dos, 85-87

modelos de competência para avaliações telefônicas, 127-130
momento de parar de fazer perguntas, 91-93
motivação oculta, definição da, 92-94
mudança de objetivos, evitando a, 100-101

N

National Institute for Health and Care Excellence (NICE), diretrizes para autocuidados, 117-118, 137
National Quality Requirement (NQR), padrões, 125-126
negação do acesso aos cuidados de saúde para crianças, lidando com a, 100-102
negligência, lidando com acusações de, 104
Nursing and Midwifery Council (NMC) Code for Nurses and Midwives, 128-129
  manutenção de registros e, 113-114, 122-123

O

Out of Hours Audit Toolkit (RCGP), 126-127

P

pacientes
  acesso aos cuidados, percepção pelo, de redução no, 31-32
  contato de terceiros, falando com, em caso de, 73-76
  cooperação dos, maneiras de obter a, 101-103
  dados demográficos dos, verificação dos, 75-77
  educação e empoderamento dos, oportunidades para, 23-24
  história médica pregressa dos, verificação da, 86-87
  histórico dos, realizando ligações e estabelecendo o, 86-92
  identificação dos, manutenção de registros e, 115-116
  incentivos para uma boa tomada de decisão dos, 100-101
  interação com, risco da falta de afinidade na, 30-31, 33-34
  percepções dos, ou sintomas, 52-53
  prejulgamento, evitando o, 54-55
  presença dos, triagem sem a, 107-108
  satisfação dos, objetivo de, 35-36
  segurança dos, lidando com problemas urgentes, 100-101
  tomada de decisão informada pelos, necessidade absoluta de, 103-104
  tomada de decisão pelos, lidando com dificuldades na, 100-101
padrões de sintomas, evitando o prejulgamento, 54-55
palavras, informações verbais e, 42-45
parafrasear as informações recebidas, importância durante as ligações, 53-54
pegada de carbono, redução da, 24-25
pontos de referência, exemplos do uso de, 84-85
priorização, benefícios da, 25-26
protocolos para condições específicas
  possibilidades para o uso de, 133-134
  razões para a escolha de, 136-137
  triagem telefônica e, 67-68, 80-82
protocolos, 133-137
  escolha de, ou SSDC, 134-137
  escolha de, para condições específicas, razões para a, 136-137
    possibilidades para uso de, 133-134
  sistema de suporte à decisão clínica (SSDC), 134
    escolha de, razões para a, 135-136
  triagem telefônica e, 133-137, 150-151
pular à frente, evitando o hábito de, 55-57

Q

Quality and Outcomes Framework (QOF), 125-126
queixa(s)
    fazer perguntas, há um modo correto?, 59-60
    negligência, lidando com acusações de, 104
    obtenção de detalhes, necessidade de, 65-66
    principal, sintomas associados com a,
      estabelecimento dos, 82-84
    questionamento, técnicas de, 59-66
    questões abertas, 60-63
      características das, 60-62
      desvantagens das, 61-62
      exemplos de, 62-63
      usos de, 62-63
      vantagens das, 60-62
    questões de sondagem, usos de, 65-66
    questões facilitadoras, 60-61, 65-66
      exemplos de, 65-66
      sugeridas, 65-66
      usos de, 65
    questões fechadas, 60-65
      características das, 62-63
      desvantagens das, 62-64
      exemplos de, 63-64
      múltiplas, risco de, 63-65
      usos de, 63-64
      vantagens das, 62-63
    registro e investigação de reclamações, 121-122
    técnica do funil, 60-61
    tipos de, 59-66
    triagem telefônica, 59-66
questões abertas, 60-63
    características das, 60-62
    começando a consulta, 77-78
    desvantagens das, 61-62
    exemplos de, 62-63
    usos de, 62-63
    vantagens das, 60-62
questões de sondagem, usos de, 65-66
questões direcionadas, 110-111
questões facilitadoras, 60-61, 65-66
    exemplos de, 65-66
    respostas sugeridas, 65-66
    usos de, 65
questões fechadas, 60-65
    características das, 62-63
    desvantagens das, 62-64
    exemplos de, 63-64
    múltiplas, riscos de, 63-65
    usos de, 63-64
    vantagens das, 62-63

R

realização de ligações, 67-98
    abertura da, 70-74
    alergias potenciais, 89-90
    anotações, revisão antes da, 67-69
    "aperto de mãos" verbal, 69-70
    autocuidados, aconselhamento para, 94-98
    "bandeiras vermelhas", eliminação de, 80-83
    características ou fisionomias de sintomas,
      estabelecimento de, 83-84
    coleta da história clínica, 76-77
    coleta de informações, 76-92
    começo dos sintomas, estabelecimento do, 83-84
    contato de terceiros, falando com o paciente em caso
      de, 73-76
    crianças ao telefone, falando com, 78-81
    dados demográficos dos pacientes, verificação dos,
      75-77
    encerramento da ligação, 92-96
    esclarecimento, satisfação em não precisar de mais,
      91-93
    fatores de risco, verificação de, 86-88
    história médica pregressa do paciente, verificação da,
      86-88
    história social, 89-91
    histórico do paciente, 86-92
    histórico dos sintomas, 82-87
    idade e risco, verificação de, 87-88
    ideias preconcebidas, evitando, 69-71
    identificação de sua localização, 75-76
    início da consulta, questão aberta no, 77-78
    início das conversas, 68-77
    interesses ocultos, definição dos, 92-94
    localização do problema, estabelecimento da, 84-85
    "mais seguro", uso da expressão, 69-70
    medicamentos, efeitos adversos dos, 88-90
    medicamentos, verificação da dose e efetividade dos,
      85-87
    melhora ou piora, estabelecimento das causas de, 85-87
    modo correto?, 67-71

momento de parar de fazer perguntas, 91-93
motivo da ligação, confirmação da compreensão do, 77-79
número de contatos, 90-92
o que, quando e quem, os três Qs na rede de segurança, 96-97
pontos de referência, exemplo do uso de, 84-85
preparação para a triagem telefônica, 67-69
presença de sintomas, estabelecimento da linha de tempo para a, 83-84
queixa principal, estabelecimento da, 82-83
questão aberta no início da consulta, 77-78
rede de segurança, formação de, 92-93, 95-98
resposta do interlocutor, dando tempo para a, 77-78
sintomas associados à queixa principal, estabelecimento dos, 82-84
sorrir enquanto fala, 69-70
tomada de controle pelo interlocutor, 93-94
trauma, doença ou ingestão, 88-89
recepcionista, papel do
 sistema de triagem total, 139-141
 triagem telefônica, 150-151
recursos apropriados, 25-26
rede de segurança, 92-93, 95-98
 aconselhamento específico sobre rede de segurança, 117-118
 "o que, quando e quem", os três Qs na rede de segurança, 96-97
restrições de tempo
 problemas de, 51-52
 riscos de, 31-32
 riscos por pressões, 32
resumir as informações recebidas, importância durante as ligações, 53-54
revisão das ligações, 123-124
 razões para, 125-127
roteiros, uso de, 44-46
Royal College of Paediatrics, 126-127

S

serviços de plantão telefônico, 104, 118-119, 121, 125-128, 140, 141
 realização de ligações, 68-72, 75-77, 86-87, 89-91, 97-98
"síndrome do trem errado", 110-111
sinopse da ligação, manutenção de registros e, 115-117
sistema de suporte à decisão clínica (SSDC), 134
 manutenção de registros, 114-115

razão para escolha de, 135-136
sistema de triagem total, 139-145
 encerramento da ligação, manejo do, 104-106
 implementação do, 143-145
 recepcionista, papel do, 139-141
 telefonista, papel do, 139-141
 triagem total
  descrição de, 141-144
  uso de, 142-144
sistema ou protocolo para manutenção de registros, 114-115
sobrecarga de informações, cuidado com a, 54-55
sorrir enquanto fala, 69-70

T

telecarisma, 44-46
telefones celulares, problemas de recepção, 49-50
telefonista, papel do, 139-141
terceiros, ligações de, 51-52
tom de voz, 42-24
tomada de decisão em triagem telefônica, 20-23
trabalho estruturado, importância do, 67, 151-152
trauma, doença ou ingestão, 88-89
treinamento
 para auditorias, 127-128
 registro com propósito de, 120-124
triagem telefônica, 17-37
 aceitação geral da, 122-123
 acesso aos cuidados, percepção pelo paciente de redução no, 31-32
 acurácia da recordação, confiança nos interlocutores para, 28-30
 agendamento inapropriado de consultas presenciais, risco do, 30-31
 antibióticos, preocupações com, 37
 atrasos nos cuidados, possibilidade de dano por, 34-35
 auditorias em, 125-128
 clareza de comunicação, fluxo de informação em, 45-50
 clareza de propósitos, importância da, 33-35
 comunicação ruim, risco de, 30-31
 controle de qualidade, 130-131, 149-150
 cuidados adicionais, estabelecimento de parâmetros para, 34-36
 definição de, 17-21
 deixando o interlocutor ciente das limitações, 74-75
 diferenças entre consultas telefônicas e, 17-23

documentação, 149-150
   formulários e quantidade de, 113-115
   risco de erros na, 31-32
escuta, necessidade de boas habilidades na, 52-55, 151-152
fatores de risco, verificação de, 86-88
habilidades clínicas, 33-35
habilidades de avaliação e questionamento em, 108-109
habilidades de comunicação ao telefone, 39-43
habilidades de comunicação, necessidade de, 39-58, 151-152
indicadores visuais, riscos na ausência de, 28-29
interação bem-sucedida, objetivo de, 35-36
interação, risco da falta de afinidade na, 30-31, 33-34
interesses do interlocutor, definição dos, 36-37
lidando com os interlocutores, 37
ligações prolongadas, 35-36
manejo do encerramento da ligação em, 99-106, 148-150
manutenção de registros, 149-150
   risco de erros na, 31-32
modelo de competência para, 128-129
motivo da ligação, confirmação de compreensão do, 77-79
objetivos da, 33-35
pacientes que não gostam de, 31-32
potencial para alergias, 89-90
presença do paciente, triagem sem a, 107-108
pressões de tempo, riscos das, 32
princípios que orientam a, 34-35
propósito da, 147-148
protocolos para condições específicas, 67-68, 80-82
protocolos, 133-137, 150-151
realização de ligações, 67-98
   estágios principais, 148-149
recepcionista, papel do, 150-151
registros de voz das ligações, 118-122
restrições de tempo, riscos das, 31-32
risco de conclusão da ligação em momento inoportuno, 32
risco de incerteza na, 28-29
riscos de, 27-34
riscos na, 28-29
roteiros, uso de, 44-46
satisfação do paciente, objetivo de, 35-36
técnicas de questionamento, 59-66
tomada de decisão em, 20-23
trabalho estruturado, importância do, 67, 151-152
treinamento, registro com propósito de, 120-124
triagem *versus* consulta, 147-148
ver também sistema de triagem total

U

Urgent and Emergency Care Clinical Audit Toolkit (RCGP), 126-127

V

visitas domiciliares, lidando com solicitações inapropriadas para, 100-102